真っ赤なニシン

RED HERRING

アメリカ医療からの
デタッチメント

岩田健太郎

克誠堂出版

ジョン・F・ケネディは「国家が諸君のために何をやってくれるかとたずねるな。国家のために何ができるかをたずねよ」と有名な言葉を述べ，これを聴いた国民はなるほどとうなずきほほえんだ。しかしケネディは，こうした利己主義が出てくるかもしれないからという理由で言ったのではなく，すでに利己主義は出ており，ますます明白になってきたからこそ言ったのである。そして国民が提供するより持ち出すものが多い国が崩壊し，消え去るのは歴史的に真実である。

ジョン・スタインベック『アメリカとアメリカ人―文明論的エッセイ』
（大前正臣，訳. 平凡社ライブラリー , 197頁）

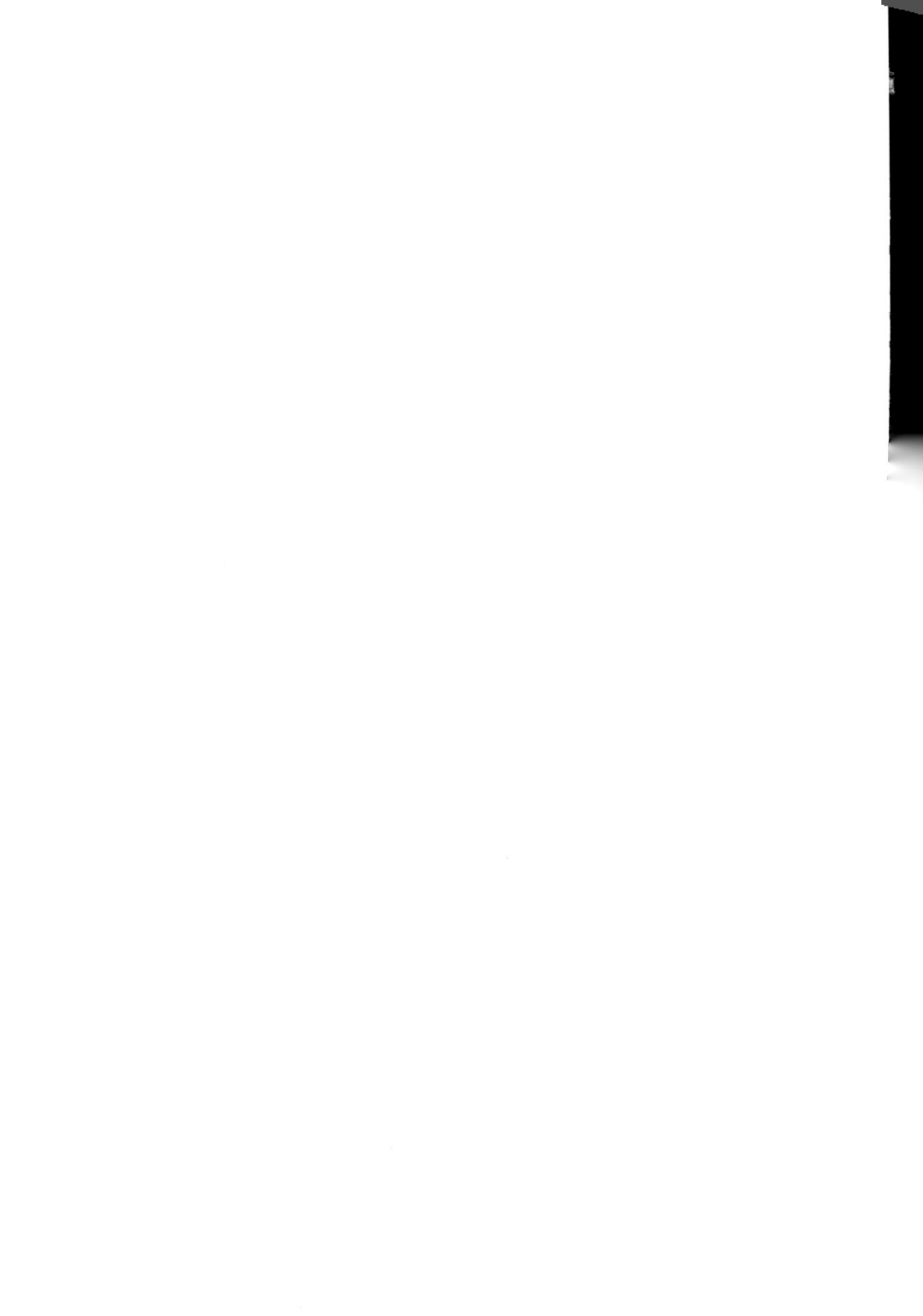

目 次

はじめに 7
定義をしなくちゃいけないの？ 21
考える前提―総合的に考えることを，考える 25
医師数の問題 40
危機にあるアメリカのプライマリケア 44
アメリカの女性医師 61
診療時間と医療の質 66
ヒステリック・アメリカ 73
アメリカの救急医療 86
アメリカ感染症界の没落 90
お金とアメリカ 100
アメリカ医療とプロフェッショナリズム 109
アメリカに行って臨床研修 116
政治とアメリカ，そして医療 132
アメリカ医療成立の変遷 136
オバマの患者保護と支払い可能なケア法（PPACA） 142
アメリカの気持ち，日本の思い 145
アメリカの医学教育と標準化 151
アメリカと日本は似た者同士 160
医療の観点から，日本はTPPに参加すべきか 181
アメリカ医療からのデタッチメントを 202
おわりに 216

文献 219

はじめに

本書は，アメリカ医療というものを再び考え直してみよう，という目的で書かれました。アメリカ医療の構造と展望，そして日本のあり方，これが考えたいトピックです。

「もう一度」というのは，前にもやったことがあるからです。ぼくは1998年から2003年にかけてニューヨーク市で臨床研修をしていました。そのときに考えたものをまとめたものが，『悪魔の味方―米国医療の現場から』（克誠堂出版，2003年）です。

「悪魔の味方」というのは，"devil's advocate"という英語の表現が面白くて，それを（わざと）直訳したものです。もともとの意味は，ある議論が展開されているときに，その主張のロジックを強固なものにするため，わざと反対の立場から意地悪な質問をしたり，突っ込みを入れる人のことをいいます。

ぼくらはどうしても，何かを主張するときに自分の都合

の良い話ばかりを取り上げ，自分の都合の良いロジックばかりを援用したがります。自分に都合の悪いデータ，都合の悪いロジックは意識的，無意識的に無視してしまいがちです。その結果，手前勝手な，薄っぺらい議論になりやすいのですね。これを回避するためにわざと，自分自身の「論敵」の立場となるのが，"devil's advocate"です。逆の立場に立つことによって今まで見てこなかった視点，今まで考えてこなかったロジック，今まで感じたことのない感覚が得られるのです。そしてそれを乗り越えたとき，自分の主張はよりタフな，そして説得力のある主張となるのです。要するに，「悪魔の味方」とはぼくらが弁証法を用いて事象の検証を行う際の，自らが作る相方みたいなものなのですね。ちなみに本書のタイトル『真っ赤なニシン』も"red herring"という英語の表現をわざと直訳したものです。人を欺くもの，というような意味で，猟犬を訓練するときにキツネの通り道に臭う燻製ニシンを置いてキツネの臭いを消し，犬の嗅覚を鍛えるのだそうで，そこから派生した言葉です。

　医学・医療について言うと，ぼくがアメリカに渡った1998年は（少なくともぼくの周囲では），「アメリカ万歳」の時代でした。

はじめに

　アメリカに渡って医学・医療研修を行った日本人医師たちの中では，「アメリカ医療，アメリカ医学こそが世界のスタンダードだ」という主張が常識的でした。彼らはまた，（その裏返しとして）日本の医学・医療の批判者でもありました。アメリカは素晴らしい，翻って日本は全然だめじゃないか，という論法です。これは基礎研究の領域でもそうなのかもしれませんが，特に臨床部門においては「アメリカは優れている，日本はダメ」論が強かったです。

　で，「そうでもないぜ」という "devil's advocate" としての見解を述べたのが拙著，『悪魔の味方』でした。アメリカの医学・医療にも問題はたくさんある。そう万万歳ってほどでもないぜ，と反駁申し上げたわけです。

　アメリカには医療保険を持たず，医療サービスの恩恵にあずかることのできない人はたくさんいる（現在4,600万人とも4,700万人ともいわれる人が無保険者です）。医療費は高騰し（GDPの16％以上），ますます高騰し続ける。医療訴訟は多く，ちょっとしたことですぐに裁判になる。よって，医師−患者関係には常に緊張感が抜けることがない。Evidence based medicine（EBM）といっても，現実にはそれほど活用されているわけでもない。こういった話を日本に紹介したのでした。

この本を執筆していたとき，日本ではアメリカ医療についてこのような批判的な吟味をした書籍は珍しかったです。今でこそマイケル・ムーアの『シッコ』（2007年）が上映され，アメリカ社会の負の側面も周知となりましたが，当時はそういう話はあまり知られていませんでした。なぜかというと，日本からアメリカに留学する医療者の多くは基礎研究を目的とした留学であり，臨床面についてはあまり知られていなかったからです。中には少数の臨床留学経験者もいましたが，彼らはもともと「アメリカ万歳」のフィロソフィーに染まっていますから（そうでなければ，アメリカに行きませんので），情報分析にかなり強いバイアスがかかっています。彼らが発信する情報は「アメリカは素晴らしい」という党派性の強いものでしたから，負の側面は意識的，無意識的に隠ぺい・無視されました。日本にアメリカ医療のマイナス面が紹介されにくかったのは，構造的にそうだったのです。

　そんなわけでぼくの本は今までにない新しい切り口ということで，一部では（ささやかにですが）注目されました。今まで「アメリカは素晴らしい，日本はダメだ」という主張に反駁できなかった人たちも，「ほれみろ」という反証を提示できるようになったのです。

ところが，一部の医師たち，特に日本医師会の会員たちにこのメッセージがちょっとツイストされて使用されることもありました。「アメリカ医療も問題は結構多い」というメッセージがいつの間にか「だから日本の医療はよいのだ」というメッセージに置き換えられてしまったのです。それはそれ，これはこれでもちろん，両者は別の事象なのですが。

　この「他人をケナスことによって自身のプレゼンスを高める」手法。残念ながらよく行われる手法です。例えば，最近，OECD（Organization for Economic Cooperation and Development）が行っている生徒の学習到達度調査（Programme for International Student Assessment：PISA）の「順位」が下がったことを受けて日本の生徒の学力低下が大きく騒がれました。が，よく考えてみると，「順位の低下」イコール「学力低下」とは限りません。

　PISAの優等生としてフィンランドが有名です。フィンランドは，2006年のPISAで科学的リテラシー1位など上位を席巻しました。しかし，2009年には上海が上位を独占し，フィンランドは「順位」を落としたのです。

　しかし，順位の低下は教育レベルの低下を意味すると必ずしも断定できないのです。そもそも，PISAの順位は教

育の「結果」であり，「目的」ではありません。フィンランドがPISAの順位低下を受けて教育方針を大転換したなんて話は寡聞にして知りません。そういう他者との関係性にうろたえ取り乱し，あたふたと教育方針を変えるのは手段と目的を転倒させる日本の文科省くらいなものです（たぶん）。

　そういうわけで，アメリカ医療の負の側面を紹介することと，日本の医療が云々というのは独立事象でして，関係ないのです。だから，アメリカがどうだから日本は良いとかいう（一部の）医師会の先生の意見は本当は妥当ではないのですね。

　さて，『悪魔の味方』を上梓してからもう10年近い月日が流れました。アメリカは変わりました。日本も変わりました。そして，ぼく自身のものの「見方」もだいぶ変わってきました。ここらでもう一度，アメリカ医療を再考してみよう，というのが本書の趣旨であります。さらに，アメリカの医療が今後どうなっていくのか，大胆にも展望を示してみようと思います。本当は，科学の世界では未来予測は「ご法度」なのですが（原理的にほぼ不可能だから），それを敢えて試みてみようと思うのです。また，本書では前回行わなかった「日本への視線」も加えてみま

した。アメリカ医療の観察と分析を踏まえて，日本の進むべき道も模索してみようと思います。特に，本書執筆時点において議論が紛糾しているTPP（環太平洋戦略的経済連携協定）についても考えてみたいと思います。アメリカのもたらす(かもしれない)日本の医療の姿についても，ちょっと考えてみたいのです。

　ぼくは1998年から2003年までアメリカに住んでいましたが，その後は学会などでときどき訪問するくらいです。だから，今回は「現場から」の視点ではありません。
　現場のルポには臨場感があり，そして「息吹」が感じられる利点があります。では，現場からのルポでなければ意味がないかというと，必ずしもそうだとはぼくは思いません。岡目八目，少し離れたところから観察したほうがより客観的に観察できることは多いです。それに，ルポにはルポのよさがありますが，時に取材対象に肩入れし過ぎてエモーショナルになったり，登場人物の生い立ちなど，余計なサイドストーリーに引っ張られ過ぎて本質を見失ってしまう危険もあります。

　以前，ぼくがアメリカ医療について書いたりコメントしたことに，「そんなことはない」と噛みついてくる先生が

いました。その先生はぼくよりも長い年月アメリカにお住まいだったのですが、「最近は数年滞在しただけでアメリカのことがわかっているかのような研修医がいてけしからん、長く住まなければ本当のことはわからないものだ」と何気にぼくを批判しました。

　まあ、このご指摘は一理あると思います。しかし、一理しかないとも思います。
　確かに、長く住んだり、たくさん経験しなければわからないものはたくさんあると思います。例えば、臨床医療がそうですね。研修医の最初の数年ではまったく見えていなかったものが経験を積むにつれてわかってくる。臨床医であれば誰でも体感することです。経験というのは貴重な価値の一つでありますから、そこを否定してはいけないとぼくも思います。

　一方、経験とは無関係にものごとの本質を観察した事例がないかというと、そんなことはありません。
　例えば、アレクシ・ド・トクヴィルは1831年のアメリカ旅行でアメリカという国の「本質」を見抜き、『アメリカのデモクラシー』という本を書きました。

はじめに

　それにしてもわずか10ヶ月のアメリカ旅行（ボストンからメンフィス，デトロイトからニューオリンズまでの大半が騎馬での旅）での見聞から，この26歳の青年貴族は次のような結論をもって旅行記の筆を擱いたのである。

　「今日，地球上に二大国民があり，出発点を異にしながら，同一の目的に向かっている。（…）その起点は異なり，とる途は違うが，それでも，おのおの，秘められた天意により，いつの日か，その手に世界の半分の運命を握るべく召されているかに見える。」

　トクヴィルが「いつの日か，その手に世界の半分の運命を握る」であろうと予見したのは，アメリカ人とロシア人である。

　おそるべき炯眼。

　ブログ「内田樹の研究室」2004年4月20日「トッドとトクヴィル」より
　（http://blog.tatsuru.com/archives/000078.php）

トクヴィルの『アメリカのデモクラシー』を読むと，も

ちろん現在のアメリカとは全然違う姿もたくさん描写されています（何しろ，彼がアメリカに行ったのはまだ南北戦争前でしたから）。しかし，その観察の深さ，射程の長さがこの国の「本質」をよく見抜いていたこともまた事実で，今でもなお，『アメリカのデモクラシー』は時代を超えて最良のアメリカ解説本なのです。トクヴィルはアメリカに長年住んでいるアメリカ人でも（いや，それだからこそ）気がつかないことも見事に見抜いてみせたのです。

　このように「他者の目」がその国の本質を見抜く事例はあるのです。案外内部に住んでしまう（＝インサイダー）になると，見えなくなってしまうものはたくさんありますね。幕末・明治の日本についてもイギリス人のアーネスト・サトウが詳細に観察し，分析しました。それは後に司馬遼太郎などが参照することになるのですが，サトウの分析は日本に何十年も住んでいる日本人よりも妥当性が高いところが大きかったのではないでしょうか。むしろアウトサイダーの目で見ることで，内部の人間（インサイダー）が当然視し，スルーしていた事物についても透徹した視点をあてることができたようにも思います。

　というわけで，経験は貴重な価値ではあることは認めつ

つ，そうでない価値もまああるんだよ，ということで日本に居ながらにしてアメリカについて語ることは，ここで正当化させてくださいませ。

　も う一つ，ぼくは本書においてできるだけ「党派性」から自由な立場でアメリカ医療について書いていこうと思っています。前作『悪魔の味方』ではぼくは敢えて「意図的に」アメリカ医療にアンチの立場を取りました。でも，ぼくはアメリカ医療に完全なる反対の立場を取っていたわけではありません。あくまでも当時の風潮に一石を投じるdevil's advocateとしての，ロールプレイとしての「アンチ」でした。

　今回，ぼくの立場はアメリカ医療の支持者（アドボケイト）でもアンチでもありません（どこにいるのかは，本書の巻末で明らかになります）。アメリカ医療が今どうなっているのか，これからどうなっていくのか，を党派性からできるだけ自由になって考えてみたいと思います。TPPや原発なんかが典型的ですが，近年の日本では党派性まるだしの議論，つまりは「ディベート的な議論」が多くて困ります。TPPに賛成，反対。原発推進と原発反対。「○○の立場」という立場を作り，党派性を作り，そこからスター

トしてしまえば，すべてのデータは自説に都合よく解釈され，都合の悪いデータはねじ曲げられるか黙殺されるかです。これでは，生産的な議論にはなりません。

　むしろ，自分の立場は「括弧に入れ」，どちらかの立場をあらかじめ決めることなく，中立的な場所から議論を始めたほうがより生産的ではないでしょうか。

　いや，正確に申し上げると，「中立的な場所」というよりは，「できるだけ中立的な場所にいるよう努力する」と申し上げるべきでしょう。もちろん，ぼくは日本人ですし，アメリカに住んでいましたし，今は日本の国立大学に所属している日本人男性です。そこには「立場」があり，バイアスが生じます。完全に「立場」からフリーでいるのは非常に困難でおそらくは不可能でしょう。

　人種差別主義者だと主張する人は少数派ですが，人種差別はあまねく普遍的です。本人はそうとは思っていなくても，実際にはなんらかのバイアスはあるものでしょう。あらゆる価値から自由な「神の視点」に立つことは，たいていの人間には難しく，もちろんぼくのような凡人には到底無理な話です。差別に無意識な人より，自分の差別に意識的な人のほうがより人種差別からは遠い位置にいるという

逆説はそこから成り立ちます。

　ぼくもアメリカについて（たいていの日本人がそうであるように）強いなんらかの感情を持っています。持っていなければそもそも本書は生まれないわけですし。
　しかし，それでもなんとか努力してメタな視点を（つまり「ぼく」から離れた視点を）保つ努力をしながら，アメリカ医療について語ってみようと思うのです。少なくとも，アメリカに住んでいたとき（利益相反の強かったとき）のぼくよりは，今のぼくにはそれはむしろ容易な作業ではないかと思います。コミットメントからデタッチメントへと意識が変遷し，より鳥瞰的に事物を観察できる立場にいるような気がします。あくまで相対的なものに過ぎませんが。

　健全な制限（limitation）の開示は科学論文の質を下げることなく，むしろその妥当性を上げていきます。あることに賛成の立場をとる人も，反対の立場をとる人も，健全なるリミテーションを吐露し，自分の党派性に自覚的であり，その党派性が利益相反に抵触することに含羞を覚えながら，ためらいながら議論を交わせばより生産的な議論になるはずです。
　残念ながら，多くの人は自分の党派性に無自覚か無頓着

で，自説を強固に鼻息荒く主張し，自説に反対する見解には頑として耳を傾けません。自説の問題点についてもほとんど顧慮することがありません。そこには健全で理性的な・ためらいの視線がないのです。自らを前のめりの姿勢にするのではなく，むしろ一歩引いた立場におき，「ためらいながら」他者との対話を行う。この「ためらい」のもたらす意義も本書では検討します。

　本書ではUnited States of Americaを「アメリカ」と呼ぶことにしました。政治哲学的な理由からではありません。実際には米国だけでなく，南北アメリカ大陸が本当はあって，という議論も知らないわけでもありません。そもそも合衆国ではなく，合州国と表記するのが正しく……，はいはい，わかりました。
　ぼくは「アメリカ」という言葉の響きが持つイメージも内包した「アメリカ」という国という意味でこの言葉を用いています。その意味するところはまあだいたい明らかで，よほどの揚げ足取りをしないかぎり，間違う気遣いはありません。だから，いいんです。

　（いつものように）まえがきが長くなりました。それでは，本編をどうぞ。

定義をしなくちゃいけないの？

さて，一国の医療といってもいろいろな容態があります。一般化するのはなかなか容易ではありません。

こういう国際比較ものを議論すると，定型的に出される反駁があります。それは，

「そもそも，アメリカ医療とか日本の医療を定義することはできない」

というものです。確かに，こういうものを「定義」すると必ず「いやいや，そうとも限らない。こういう例外も存在する」という反駁を見つけることができます。

でも，この反駁はある意味，当たり前すぎます。当たり前すぎて意味のある反駁になっていません。

だって，世の中のおよそすべての事物にはたいてい例外があるものです。だから，「こういう例外がある」と指摘されても，「まあ，それはそうですね」としか申し上げようがありません。

このように「100％正しい言説」というのは，逆説的に，

たいてい意味の小さな言説なのです。

　「世界平和は大事だ」
　「人の命は貴重だ」

というのと同じです。それは皆が納得する100％正しい言説ですが，現実には何ももたらしてくれないスローガンに過ぎません。

　そこで，ここは考え方そのものを変えてみる必要があります。「そもそも，定義なんて必要なの？」という発想の転換です。
　例外事項が多く，複雑な様相を示すのが常態である医療を「定義」することは困難でおそらくは不可能です。それに，ニュートン力学の「作用・反作用」ではないですが，何についてもある性格を持つものは，同時に「それとはまったく反対の性格」も同居しているものです。例えば，アメリカはよく個人主義の国だと言われますが，同時に公共的な視点（public view）も併せ持っています。トクヴィルは，アメリカ人が公共性を求めつつも，私欲を追求する性格が強いという二つの性格が同居しているのを観察し，これを「二つの情熱」と呼びました。両者が矛盾しながらも同居

する。多くの社会はこのような作用・反作用的な複雑な様相をしているのです。そんなわけで,「アメリカとは○○な国である」と口を開けば,必ず「いやいや,アメリカには××のような側面もある」という反論が必ず返ってきます。でも,こんなことばかりやっていたら,一歩も前に進めませんね。

そこで,ぼくは定義ではなく例示をしてみたいと思います。

確かに,ある国の医療を「定義」するのは難しい。しかし,ある国の医療を例示することはできます。アメリカ医療や日本医療を「定義」でなく,「例示」することでうまく国の医療というものをキャラクタライズすることができるかもしれません。

例えば,

「アメリカでは医療訴訟が多い」

はアメリカ医療の定義ではありません。アメリカ医療のすべてを網羅した普遍的な現象でもありません。もちろん,アメリカには訴訟を起こされたことのない医者も,訴訟を

起こしたことのない患者もいることでしょう。でも，それはアメリカ医療をキャラクタライズする（特徴づける）立派な「例示」です。ほかの国からアメリカを突出させて特徴づけるものです。

　「アメリカ人はベースボールやアメリカン・フットボールが大好きだ」
　「日本人は坂本龍馬が大好きだ」

　これもアメリカ人や日本人の「定義」ではありません。野球が嫌いなアメリカ人も，「坂本龍馬なんて本当はたいした人物じゃなかったのさ」，とくさす日本人もいるでしょう。スーパーボウルはアメリカでは1億人が観る最大のスポーツイベントだそうですが，逆に言えば国民の半分以上はスーパーボウルを視聴しません。
　それでも，スーパーボウルに代表されるアメリカン・フットボールはアメリカを象徴する，特徴的な事例です。「定義」ではなく「例示」することによるコメントの妥当性。こういう例示に基づいたコメントには，けっこう妥当性が高いことは，みなさん納得いくのではないでしょうか。

　このように，「定義」にこだわるとぼくたちはうまくそ

の集団をキャラクタライズすることはできません。「そんなこと言っても，こんな例外が存在するだろ」と重箱の隅をつつかれておしまいです。しかし，「そうではない例外がある」「そうとは限らない」と例外事象を強調して相手を貶めるような議論には生産性がありません。むしろ「例示」を重ねていくことによって，その全体の様相をぼんやりと少しずつつかみ取っていくほうが，より有効な（プラグマティックな）方法ではないかとぼくは思います。そんなわけで本書でも，アメリカについて例示を重ねていくことにより，その実態に接近していくようなアプローチをとりたいと思います。

考える前提―総合的に考えることを，考える

さて，のっけからで誠に申し訳ありませんが，少しアメリカから離れて「議論の前提」について考えてみたいと思います。なんでやねん，と思われる方もおいでとは思いますが，ここをはしょってしまうと，後々の議論に支障を来すからです。

後に指摘するように，アメリカも日本も「案外」似た者同士で，特にそれは「専門性，細分化」への嗜好として表現されます。丸山眞男が『日本の思想』(岩波新書，1961年)のなかで「タコ壺」と呼んだように，日本ではある特定の知的集団がそこで縦割りのグループを作り，その内部で精緻で細かい情報の分析を行う，ということを行ってきました。アメリカも，ぼくの観察するところ，「専門家，細分化」への嗜好がとても強く，それは医学の領域でも同様です。かつて「内科」だった領域は例えば「心臓内科」＝Cardiologyとなり，「心エコー学」，「侵襲心臓内科」，「核医学心臓内科」，「不整脈学」などと細分化されていきます。

(http://www.cardiologytoday.com/view.aspx?rID=40146)

　現在，医学専門雑誌数は増加の一途をたどっています。が，これは領域が細かく分断され，細分化が進行していることと深く関係しています。

　さて，このように細分化を進めていくと，ある領域と別の領域の「対話」が困難になっていきます。あるタコ壺の中では話が通じるんだけど，別のタコ壺内の人とは話が通じない。このようにして細分化は他者への無理解へと通じていきます。

また，このようなタコ壺的世界観にドップリつかっているとき，他者との議論は「情報量の多さと細かさ」の量的比較でその優劣が判定されることが多くなります。

　「はじめに」にも書いたように，ぼくのような人間がアメリカについて書いたりすると，「おまえはアメリカに5年しかいなかったじゃないか」と「もっと長くアメリカにいる人間」になじられます。その論拠は，議論の論拠ではなく，量的な情報価値，それは滞在年数とか，読んでいる新聞や観ているテレビ番組など……というものに絶対的な信頼がおかれ，量的な情報量の多寡によって議論の優劣をつけてしまうという信念からきています。そうすると，アメリカで昨日起きた事故とか，1週間前にオバマ大統領がコメントした言葉とか，先月出版されてニューヨーク・タイムズの書評に載ったあの本とか，そういうアメリカに関する情報量が多ければ多いほどよく，それが少ない人には「おまえには語る資格がない」という罵声が飛ぶことになります。

　これはいわゆる「なんとかウォッチャー＝オタク的なタコ壺的なグループ構成員」が陥りやすい陥穽です。デイトレーダーのように，毎日長い時間，対象を観察し，大量の情報を収集している人のほうが「えらい」という論法です。

しかし，一日中ディスプレイとにらめっこしているデイトレーダーがミクロな株購入のスキルに長けていても，お金そのものの本質を理解しているとは限らないように，情報の曝露時間や収集量と，対象への本質的な理解は必ずしも一致するわけではありません。

　アメリカウォッチャーにせよ，中国ウォッチャーにせよ，北朝鮮ウォッチャーにせよ，「ウォッチャーになる」という党派性が生じた時点で，後に述べる「総合的な議論」からかい離していきます。一度生まれた党派性がジェネラルな議論を阻害してしまうのです。書店に売られているアメリカ本，中国本の多くは「脅威論」か「たいしたことない論」か「崇拝論」です。前のめりになって観察するという行為がバイアスを生み，そこに強い思い入れが生じ，強烈な愛情か，あるいは憎悪を生むのです。そこで，「アメリカなんてもうだめだ」とか「アメリカは素晴らしい」といったノッペリしたコメントしかできなくなってしまうのです。

　そして，このような情報量に依存するウォッチャー的なタコ壺的な論者の使うロジックはいつもよく似ています。それは，

「お前はあの論文も読んでいないのに，○○と言うのか」

とか，

　「××を読んでもいないのにフロイトについて語るのはけしからん」

という，「読んでいないこと」「言及していないこと」に対する非難です。

　本を書いたり，コメントをする限り，「言ったこと」について批判が起きるのは仕方がありません。批判を恐れていては黙り込むよりほかはありませんから，そこは覚悟しなければなりません。しかし，この「言ってもいないこと」に対して非難が起きるのはよく考えてみると実にアンフェアな「言いがかり」です。しかし，この手の批判はネット上の論争からアマゾンの匿名書評に至るまで普遍的に行われています（本書は，○○について言及していない。だから☆一つ）。

　ある領域について，情報の網羅性や情報の多寡が問題になることは，もちろんあります。例えば，ぼくはときどきシステマティック・レビューやメタ分析をします。こういう類いの分析は「徹底的に網羅的に」行わなければなりま

せん。メタ分析とは可能な限りすべての情報を網羅することで初めて可能になるのであり，それを仕損じると求める結果もとんでもないところに行ってしまうからです。

　しかし，別の領域においては，そのような情報の網羅性や情報量そのものが必ずしも問題にならないこともあります。考える構造や視点というのは，「それを見つけた」段階で言及の価値があるからです。例えば，先ほどぼくが申し上げた，

　「アメリカと日本は案外似ている」

というコメントがそうです。この「案外」というのが大事でして，これは類似性をある現象に見いだし，それを例示さえすれば，言及可能なのです。

　「いやいや，アメリカと日本はこことこことここが違っていて」

という「情報量による反論」は意味がありません。そういうことを言っているのではないからです。

タコ壺的な社会観では，総合的，全体的に考えることが苦手になります。丸山眞男は1961年に出版された『日本の思想』においても総合的に，ジェネラルに考えて議論することが日本ではあまり行われていないと嘆きますが，現在ではさらに細分化が進み，その傾向には拍車がかかっています。

　高度に細分化されてタコ壺化されたコメントと，マスメディア的に皮相的な，どうでもよいコメント（それは総合的なコメントとは似ても似つかぬものですが）だけが日本を，そしてアメリカを席巻しているようにぼくには見えます。

　や逆説的ですが，総合的に考えるというのは，徹底的に各論的に考えるということです。つまり，AとBを同じにしないということです。

　2011年3月11日の震災の後，東京大学教授の児玉龍彦氏が国会で演説し，話題になりました。この演説でぼくが気になった以下のコメントがあります。

　　プルトニウムを飲んでも大丈夫という東大教授がいると聞いて，私はびっくりしましたが，α線は最も危険な物質であります。それはトロトラスト肝障害というところで，私ども

肝臓医は，すごくよく知っております。要するに内部被曝というのは，さきほどから何ミリシーベルトという形で言われていますが，そういうのは全く意味がありません。I131（ヨウ素131）は甲状腺に集まります。トロトラストは肝臓に集まります。セシウムは尿管上皮，膀胱に集まります。これらの体内の集積点をみなければ全身をいくらホールボディスキャンしても，まったく意味がありません。トロトラストの場合，これは造影剤でして，1890年からドイツで用いられ，1930年頃から日本でも用いられましたが，その後，20から30年経つと肝臓がんが25%から30%起こるということが分かってまいりました。最初のが出て来るまで20年というのが何故かというと，トロトラストはα線核種なのですが，α線は近隣の細胞を障害します。そのときに一番やられるのは，P53という遺伝子です。

この話は氏の著書『内部被爆の真実』（幻冬舎新書，2011年）にも再掲されています。

氏はプルトニウムおよびα線の危険を説明するためにトロトラスト肝障害をアナロジーとして用いています。しかし，これは不適切なアナロジーです。経口摂取するプルトニウムと点滴投与するトロトラスト（二酸化トリウムコロ

イドを主材とする造影剤）は同じに扱ってはいけないからです。プルトニウムは消化管からほとんど吸収されることはなく，そこから出るα線は紙1枚で遮断される放射線です。つまり，身体の中には入っていかないのです（「お腹の中」は解剖学的には「からだの外」なんです）。しかも，プルトニウムが接するであろう消化管の粘膜細胞のターンオーバーは激しく，長く同じ細胞がそこにいることはありません。ずっと長い間飲み続けるならともかく，1回こっきりのプルトニウムの摂取で粘膜細胞が癌細胞に変わることは極めて考えづらいです。こういうことを考えると，理論的にはプルトニウムを飲んでも身体に害がないという意見は，まあ理にかなっているように思います。

　児玉氏がプルトニウムの経口摂取を点滴のトロトラストに例えるのは，アナロジーとして間違っています。このようなことを素人たる国会議員の前で演説すれば勘違いをする人も多いでしょう。もし，このようなアナロジーの誤謬を児玉氏が知っていてやったのでしたら，このコメントはあまりにも不誠実です。知らずに言っていたのでしたら，コメントはあまりにも不注意です。
　東京大学アイソトープ総合センター長である児玉氏とぼくとでは放射線医学についての「知識の多寡」において天

地の差があることは言うまでもありません。児玉氏はタコ壺の中にいる専門家で，ぼくはその外にいる門外漢です。しかし，門外漢のぼくでもアナロジーの適切性はわりと簡単に検討することは可能なのです。

　ぼくは児玉氏にお会いしたことはありませんし，彼の専門分野における学問的業績も存じません（聞いても理解できないかもしれませんが）。ですから，児玉氏個人の専門性に異議を唱えているわけでもなければ，彼個人（全体）が不誠実だとか不注意だということを申し上げたいのではありません。そうではなく，あの日のあのとき，あのコメントが，不誠実あるいは不注意ではないかと申し上げているのです。ここでも「児玉氏」と「児玉氏のあのときのあのコメント」はきちんと区別し，各論的に検討すべきです。決して個人攻撃，人格攻撃に転換してはいけないと思います。繰り返しますが，総合的に考えるとは，各議論の対象にフィットした形で徹底的に各論的に考えるということなのです。あるタコ壺的なイデオロギーをすべての事象にアプライし，全体的にこうだ，ああだと一刀両断しない態度です。児玉氏という個人と「彼のあのコメント」は分断して考えなければなりません。経口摂取するプルトニウムと点滴投与するトロトラストは分断して考えなければなりません。

さて，プルトニウムを1回飲んだからといって健康被害は出にくそうだ，という話をしました。こういう話をすると，「じゃ，お前飲んでみろよ」という反論が起こりそうです。

　ぼくもプルトニウムを出されて「さあ飲め」と言われれば断ると思います。どうしてかというと，医学・医療の世界では演繹的な正しさは必ず帰納法的に検証しなくてはならないからです。

　プルトニウムを飲んでも健康被害は起きなさそうだ。この命題は演繹法的に整合性がとれています。しかし，臨床医学の領域においては，「理論的には正しいんだけど，実際試してみたらそうではなかった」という事例はいくらでもあります。演繹法的に妥当でも，帰納法的な検証を欠いては医学的な正しさは保証されません。

　現在，プルトニウム経口摂取の帰納法的な検証，すなわち臨床試験は行われていません。でも，もしやろうと思ってもアウトカム（プルトニウムが起こすかもしれない健康被害，例えば癌の増加というデータ）が出るのは何十年も先の話になりますし，そもそも，少なくとも健康に利益があるとは思えないプルトニウムというインターベンション（介入）を行うというのは倫理的に許容できないでしょう。

かつて,ナチスドイツや関東軍731部隊は「あきらかに健康利益に結びつかない」インターベンションをたくさんやって倫理的に大きな問題になりました。男性性器にX線を照射して,不妊になるかどうか確認したり,人を氷水につけてどのくらい耐えられるかを検証したり……こういった実験です。

　プルトニウムを飲ませることが健康に有害かどうかはわかりませんが,少なくとも有益な可能性が論理的に極めて小さい以上,「わざわざ」こういう臨床試験をやることの倫理的な妥当性は極めて低いとぼくは思います。また,百歩譲って倫理が許容したとしても,そんな試験に参加する人は集まらないはずです。

　現段階では,プルトニウムを間違って傷口にくっつけてしまった人が追跡調査でまだ病気になっていない……程度のアネクドータルなデータしかありません。また,たとえその人物に将来病気が起きた（たとえば癌になった）として,そのレアケースが一般論を教えてくれるわけではありません（個々の事例が他者に一般化,帰納法的に適応できるとは限らないというのも,医学の世界ではしばしば経験する話です）。

　　　（Carbaugh EH, et al. Twenty-four years of follow-up for a

Hanford plutonium wound case. Health Phys 2010 ; 99 : 483-94.)

　したがって，プルトニウムの経口摂取が安全かどうか，厳密には誰にもわからないのです。

　もちろん，この話は「プルトニウムの経口摂取」という各論的な議論です。これをもってセシウムとかストロンチウムの話に適用してはいけませんし，プルトニウムの吸入＝肺への侵入の話に援用するべきでもありません。ましてや原発の是非などは，まったく無関係な話です。あくまでも対象となる事例に対し，徹底的に各論的に議論するだけなのであり，そこに余計な観念や党派性，ひいきの引き倒しを持っていってはならないのです。

　プルトニウムの話をし過ぎました。ここでは，情報量をたくさん持っているタコ壺的な概念が，必ずしも妥当な議論を導くとは限らないという話をしたかったのです。むしろ，情報量の多寡よりも，「総合的な議論」のほうが，こういうときはより有効です。

　ある種の議論は総合的に行われなければなりません。総合的な議論を行うとは，一見とても逆説的ですが，各議論の根底にある構造をつかみ取り，その構造に合致した形での徹底的な各論的な議論を行うということです。党派性，

すなわちあるタコ壺的なイデオロギーに引っ張られ，すべての事象に一つの原則をアプライし，徹頭徹尾同じ方法ですべてを一刀両断にするのが，専門化され，細分化され，情報量の多寡が重視される世界観の議論のやり方です。

　真のジェネラリストはそうではありません。常に各論的に考え，ある事象にはＡという原則を，別の事象にはＢという原則をアプライします。どの原則がどの事象にフィットするかを「総合的に」考えます。このような議論の構造がしっかりしないままに議論を始めてしまうから，話がかみ合わなかったり，罵り合いになってしまうのです。

　これは内田樹先生がよく指摘する，すべての事象を同じプリンシプルで一刀両断にする「フェミニスト」や「マルクス主義者」批判と同じ意味です。すべての事象を「男性中心社会」とか「資本家による搾取」といった同じスローガンで叩きのめすという論法です（もちろん，すべてのフェミニストがそんなに徹底してフェミニストなのではないですし，マルクス自身は「私はマルクス主義者ではない」と言っていますから，ここでも過度の一般化はせず，あくまで事例の例示です）。

　このようにあるタコ壺に入り，そのイデオロギーに染まってしまうと，どんなときにも「同じことしか言えなく」なっ

てしまうのです。

　総合的に考えるとは，党派性から離れるということも意味しています。ある立場からある価値観に基づいて思考したり，発言することで，別の立場を許容したり，その立場になったり，甘受することがないことを指します。イデオロギーと言い換えてもよいでしょう。

　党派性を廃し，あらゆる異論を完全否定しない（それは思考停止に陥らないことを意味しています）徹底的な議論。これは，丸山眞男的に言うならば，「ラディカルに」モノを考えることと言い換えてもよいと思います。これは，ラディカルに「なる」こととは微妙に違います。常識に安住せず，思考停止に陥らず，ラディカルに考え続けることです。そうやって徹底的に党派性を排除することで，はじめて総合的に考えることが可能になります。

　以上，簡単ですが本論に入る前の思考プロセスの陥穽について記してみました。本論理解の助けになれば，幸いです。

医師数の問題

アメリカと日本だけを見ていると本当のことがわからない例を挙げていきます。

　まず，医師数です。日本でも医師数が多いとか少ないという議論が長く行われてきました。さて，アメリカと日本，どちらが医師数が多いのか？

　いや，そもそもそのような命題の立て方が問題なのかもしれません。ここでは前提を疑い，別の視点から検討してみましょう。
　アメリカと日本の人口あたりの医師数を比べると，これはアメリカのほうが多いことがすぐにわかります。しかし，もっと遠くからの視点で見てみましょう。OECDによると，人口1,000人あたりの医師数は日本もアメリカも2人ちょい。アメリカのほうが少し多いのは事実ですが，世界全体で見ると五十歩百歩。日米両国は，似たようなものなのです（図1）。

医師数の問題

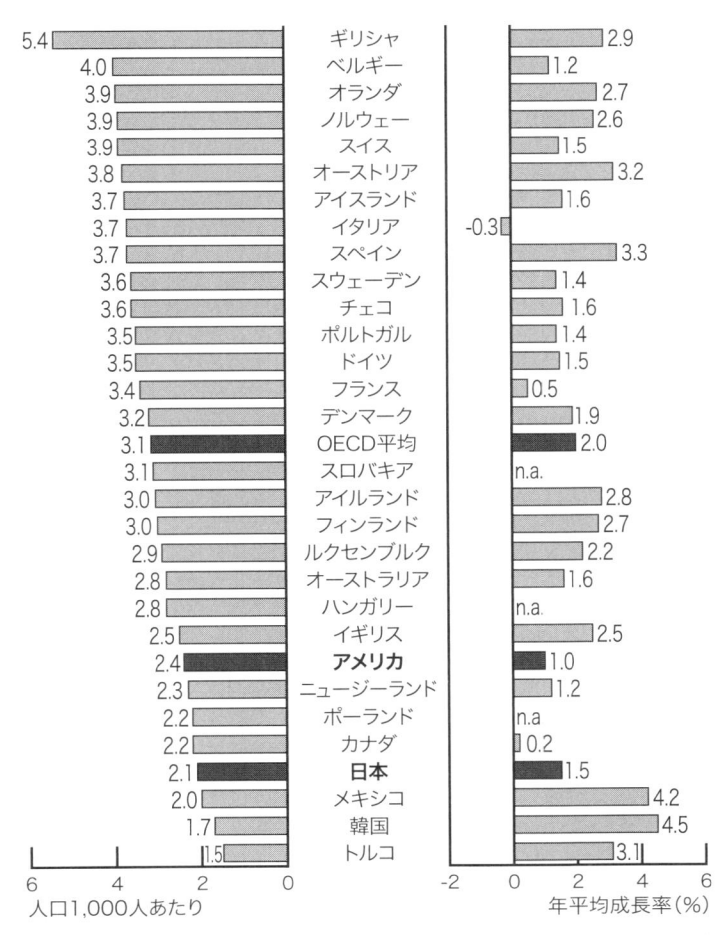

人口1,000人あたり	国	年平均成長率(%)
5.4	ギリシャ	2.9
4.0	ベルギー	1.2
3.9	オランダ	2.7
3.9	ノルウェー	2.6
3.9	スイス	1.5
3.8	オーストリア	3.2
3.7	アイスランド	1.6
3.7	イタリア	-0.3
3.7	スペイン	3.3
3.6	スウェーデン	1.4
3.6	チェコ	1.6
3.5	ポルトガル	1.4
3.5	ドイツ	1.5
3.4	フランス	0.5
3.2	デンマーク	1.9
3.1	**OECD平均**	**2.0**
3.1	スロバキア	n.a.
3.0	アイルランド	2.8
3.0	フィンランド	2.7
2.9	ルクセンブルク	2.2
2.8	オーストラリア	1.6
2.8	ハンガリー	n.a.
2.5	イギリス	2.5
2.4	**アメリカ**	1.0
2.3	ニュージーランド	1.2
2.2	ポーランド	n.a
2.2	カナダ	0.2
2.1	**日本**	1.5
2.0	メキシコ	4.2
1.7	韓国	4.5
1.5	トルコ	3.1

図1　人口1,000人あたりの医師数（2007年,もしくは入手可能な近年）
（OECD iLibrary. Health at a Glance 2009：OECD Indicatorsより引用）

41

何かを比較するとき，アメリカと日本の2カ国だけを見ていてはダメです。この陥穽については本書で繰り返し触れることになります。

　もちろん，日本の場合はアメリカよりも入院日数が長かったり，外来受診数が多いので，実感としては日本の医者のほうが忙しく，「医師不足」の実感も強いです（アメリカには医療保険がなくて受診できない人もたくさんいますし）。けれど世界全体で見ると，医師数的にはアメリカも日本もそんなに大差ありません。しかも，図の右のコラムは医師数の増え方の程度を表しているのですが，アメリカも日本も伸び率は低いです。今後は，下位にいる韓国やメキシコが追いつき，追い越してしまう可能性が高いでしょう。

　ちなみに，人口あたりの医師数が一番多いのはギリシャで5人以上です。なんと，あのギリシャか。ギリシャの場合，教師や医師の数を増やし過ぎてしまい，国そのものが破綻してしまいそうです（原稿執筆時点）。そう，増やせばよいというものでもなく，やたらめったら社会保障費にお金を使い，医療にお金を使って，国が潰れてしまっても仕方がありません。ギリシャが適切か，とは言い難いとぼくは思います。

では、どのくらいの医師数が適正なのでしょう。これは簡単にはわかりません。平均値だとよいのか？　そういうものでもないでしょう。平均値が適正数であるという保証はどこにもありません。

　平均値は理想値とは限りません。海水浴場にビキニの女性が10人、海パンをはいた男性が10人いると、平均値をとればブラのカップはひとつだけ、ということになりますが、もちろんこれは理想値ではありません（下世話な例のほうが理解が早いので、ご勘弁ください）。

　多すぎもせず、少なすぎもしない医師の適正値を模索するのは、難しいことなのですね。

　いずれにしても、アメリカも日本も世界全体で見ると医師数はそんなに多くないこと、そして実感としても医師不足は深刻な問題であることはここで確認することができました。

　アメリカでも日本同様、医師不足が問題になっています。2015年には62,900人の医師が不足し、そのうち29,800人はプライマリケア医だと見積もられています（プライマリケア医については後述します）。2025年には医師不足は

13万人以上に膨れ上がるとも言われています。しかも，不景気なアメリカでは卒後医学教育の原資であるメディケア（後述）の予算カットがさかんに議論されています。そうなれば，研修医を育てることが困難になりますから，医師不足にますます拍車がかかるかもしれません。医療崩壊は日本だけの問題ではないのです。

> (Iglehart JK. The uncertain future of Medicare and graduate medical education. N Engl J Med 2011 ; 365 : 1340-5.)

危機にあるアメリカのプライマリケア

ときどき誤解されていますが，アメリカは必ずしもプライマリケアというシステムの先進国なのではありません。

プライマリケア医とは何か。これも「定義」するのが困難です。プライマリケアについて100人語る人がいれば，100通りの説明がありそうです。ここでは，心臓が専門，腎臓が専門，というのではなくて，いろいろな病気をまとめてみる，町のかかりつけ医の先生，的なものをイメージ

していただければ，そんなに外れていないと思います。

　OECDのデータ（図2）を見ると，アメリカのGP（一般医；general practitioners）の総数よりも専門医（specialists）の数が多いことがわかります。GPもプライマリケア医とほぼ同義と考えてください。

　もっとも，これはアメリカだけの現象ではありません。多くの国でもそうでして，（ぼくにとって）意外なことにイギリスやフランス，カナダやドイツでもGPよりもスペシャリスト，つまりある一つの臓器や病気のカテゴリーを専門に診る医者，のほうが多いのでした。ぼくはヨーロッパとかカナダでは医師の大多数がGPだと思っていたので，正直このデータにはびっくりしました。オーストラリアが大体半々，ギリシャとかスイスなんかはスペシャリストのほうが圧倒的に多いのですね。調べてみないとわからないものです。日本の場合は，スペシャリストとして大学病院その他で研鑽を受け，開業していきなりジェネラリストになる先生も多いので，両者の区別は簡単ではありません。だから，こういう具合に数値化，グラフ化するのは難しいかもしれません。

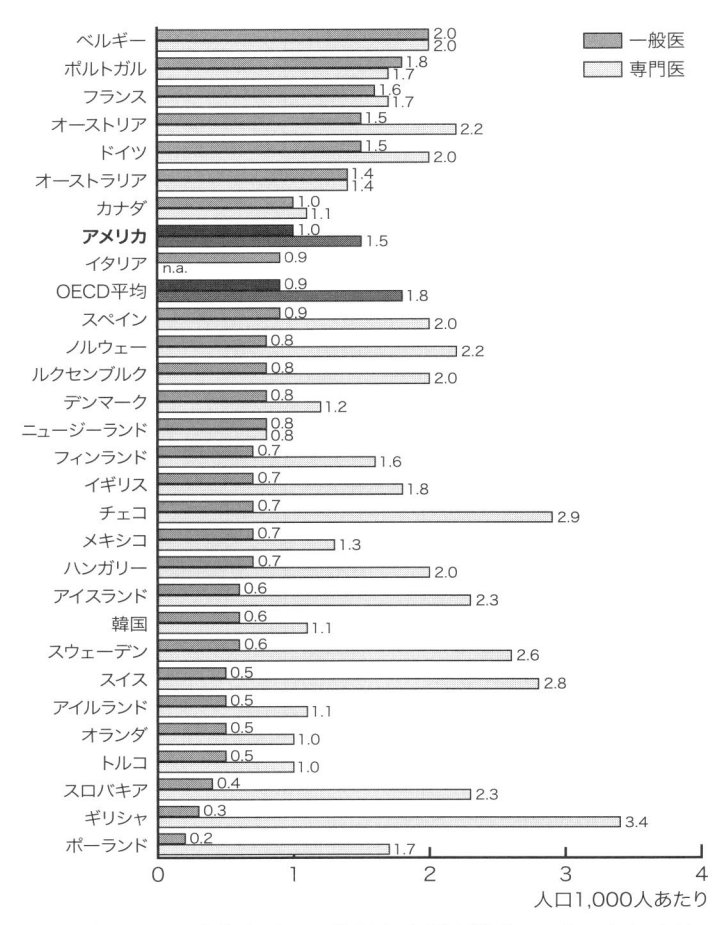

国	一般医	専門医
ベルギー	2.0	2.0
ポルトガル	1.8	1.7
フランス	1.6	1.7
オーストリア	1.5	2.2
ドイツ	1.5	2.0
オーストラリア	1.4	1.4
カナダ	1.0	1.1
アメリカ	1.0	1.5
イタリア	n.a.	0.9
OECD平均	0.9	1.8
スペイン	0.9	2.0
ノルウェー	0.8	2.2
ルクセンブルク	0.8	2.0
デンマーク	0.8	1.2
ニュージーランド	0.8	0.8
フィンランド	0.7	1.6
イギリス	0.7	1.8
チェコ	0.7	2.9
メキシコ	0.7	1.3
ハンガリー	0.7	2.0
アイスランド	0.6	2.3
韓国	0.6	1.1
スウェーデン	0.6	2.6
スイス	0.5	2.8
アイルランド	0.5	1.1
オランダ	0.5	1.0
トルコ	0.5	1.0
スロバキア	0.4	2.3
ギリシャ	0.3	3.4
ポーランド	0.2	1.7

図2 人口1,000人あたりの一般医と専門医数(2007年,もしくは入手可能な近年)

(OECD iLibrary. Health at a Glance 2009 : OECD Indicators より引用)

ところで、アメリカではどの診療科が高く評価されているのでしょう。

日本では、このような命題、とてもわかりにくいですね。イメージで申し上げると、心臓血管外科医や脳外科医、救急医などは医療の花形みたいなところもあり、テレビドラマでもかっこよく紹介されるような気がします（あくまでぼくのイメージですが）。ぼくみたいな感染症医には華麗なるゴッドハンドもなく、ババーンと命を救ったりするイメージがないのでドラマの主役にはなりにくいですね（もっとも、アメリカのドラマ『ドクター・ハウス』の主人公は感染症医です。性格とっても悪いですけど）。

でも、外科医たちが医療におけるスーパースターだとして、彼らが毎日楽しい人生を送っているかというとそうでもありません。むしろ、昼夜休みなく働く労働状況もあって、多くの外科医は疲労困ぱいです。そのため、外科系の人気が下がり傾向という事情もあり、外科医志望の医学生が減っていく。志望者が減ると現場は人手が足りなくなり、ますます疲弊する、という悪循環です。

そもそも、「人気」と「評価」は同義ではないので、人がたくさん集まるから高く評価されている、というわけでもないでしょう。

というわけで、いろいろ考えてみても日本ではどの診療

科がだれにどのように「評価」されているかはよくわからない，という感じがします。

　では，アメリカの場合はどうでしょうか。実は，アメリカ社会の各診療科に対する評価はとてもわかりやすいのです。日本と異なり，アメリカでは「評価」はそのまま数値化されるからです。
　それは，お給料。
　アメリカの医師の評価は給与の多寡に直接反映されます。また，きちんと反映されなければ「なんで俺の労働の対価がこんなに低いのだ」と苦情が出るでしょう。自らの労働量と質，そして外部からの評価がきちんと給与に反映されてこそ，アメリカの希求する「フェア」さが担保されるのです。
　日本の医者の場合，年収と評価は必ずしも一致しません。がっぽり稼いでいるからよい仕事をしているとは限らないのです。それに年功序列な病院が多いですから，「昔の仕事」が今の給与に反映されている医師も多いです（ほんとにね）。丸山眞男が指摘するように，日本では「する」ことよりも，「である」ことに価値をおく人がとても多いので，「今やっている仕事」が評価＝お給料に反映されにくいのです。というわけで，日本の医師の給与を見ても，各医師，

危機にあるアメリカのプライマリケア

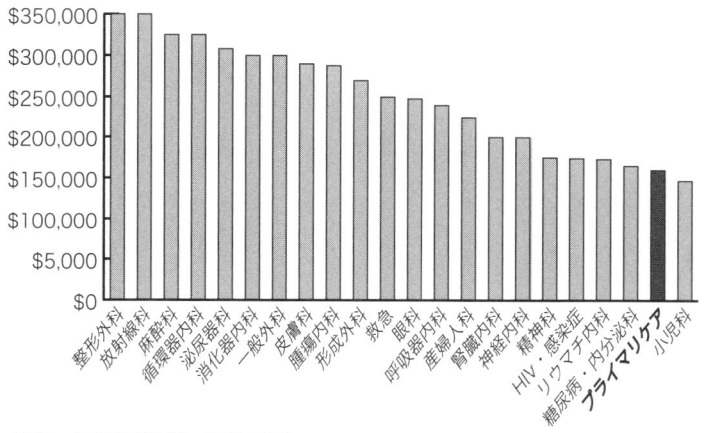

図3 医師の給与（2010年）
(Medscape Physician Compensation Report : 2011 Results. http://www.medscape.com/features/slideshow/compensation/2011/ より引用)

各診療科の評価はあまりよくわかりません。

　Medscapeの2010年のデータ（図3）によると，アメリカの診療科で一番収入が多かったのは整形外科医と放射線科医で年収はおよそ35万ドル，次いで麻酔科医，循環器内科医，泌尿器科医，消化器内科医，一般外科医，皮膚科医，腫瘍内科医，形成外科医，救急医とこの辺で年収25万ドルくらい。そして眼科医，呼吸器内科医，産婦人科医，腎臓内科医，神経内科医，精神科医ときてこの辺で年収15万ドルくらい。それからHIV・感染症医，リウマチ内科医，

糖尿病・内分泌科医，プライマリケア医，小児科医となっています。

　内科医の中では心臓カテーテルや内視鏡など，手技を伴いやすい診療科のほうがサラリーが高いです。外科系も手術があるのが，高収入とリンクしているようです。もちろん，これはあくまでも平均値でして，もっともっとがっぽり稼いでいるドクターもアメリカにはおいでで，それについては後述します。
　それにしても，ぼくみたいな感染症屋とかプライマリケア医，小児科医がいかにアメリカでは低く評価されているかがわかります。ちなみに，アメリカでは一般的に，給料が高い診療科に入ることのできる人は，よい大学をでて成績がよい人が選ばれることが多いです（逆に言えば競争が激しい）。ぼくら外国人はこういうコンペティティブな領域でアメリカ人と競争しても勝てない可能性が高いです（例外はもちろんいます）。要するに，感染症屋になるのは比較的簡単だけど，整形外科医になるのはものすごく優秀でなければプログラムに入れてくれないのです。日本では，各診療科の適正数とか採用数が決定されていない限り，希望者はほとんど全員当該診療科に進路を決めることができますが，アメリカは競争社会でして，優秀な医学生が行く

ところには，そうでない人は入り込めないのです。

さて，次は「他者による評価である収入」から目を転じて，「主観的な指標」である「仕事の満足度」を見てみましょう（表1）。両者は必ずしもぴったりと一致するわけではありません。

最も満足度が高かったのは皮膚科医で80％（それでも結構低い？），次いで放射線科医の72％，腫瘍内科医70％，消化器内科医69％，眼科医67％，感染症・HIV内科医で66％，形成外科医も66％，以下，麻酔科，整形外科，精神科，リウマチ内科医が65％（整形外科医は給料の割に低いですね！）。救急，泌尿器科医が63％，循環器内科，小児科医が62％，糖尿病・内分泌科医が61％，神経内科医が60％，一般外科医が58％（低い！），腎臓内科，産婦人科，呼吸器内科医が57％，そしてプライマリケア医が54％でした。

(http://www.medscape.com/features/slideshow/compensation/2011/)

こうしてみると，プライマリケア医ってアメリカでは収入が低くて満足度が低いというダブルパンチなのですね。

実は，アメリカでは現在，一般内科医，小児科医，家庭

表1 専門医の仕事への満足度

	総満足度	十分見合っている	仕事としてまた医師を選びたい	また同じ科を選びたい
皮膚科医	80%	71%	76%	93%
放射線科医	72%	69%	66%	82%
腫瘍内科医	70%	55%	76%	79%
消化器内科医	69%	52%	76%	80%
眼科医	67%	55%	66%	79%
感染症・HIV内科医	66%	54%	70%	73%
形成外科医	66%	53%	62%	82%
麻酔科医	65%	63%	61%	70%
整形外科医	65%	47%	66%	83%
精神科医	65%	58%	71%	67%
リウマチ内科医	65%	53%	75%	66%
救急医	63%	65%	67%	56%
泌尿器科医	63%	47%	65%	78%
循環器内科医	62%	46%	66%	75%
小児科医	62%	51%	74%	61%
糖尿病・内分泌科医	61%	45%	69%	68%
神経内科医	60%	49%	68%	63%
一般外科医	58%	44%	69%	60%
腎臓内科医	57%	45%	72%	55%
産婦人科医	57%	50%	69%	53%
呼吸器内科医	57%	45%	73%	52%
プライマリケア医	54%	48%	70%	43%

(Medscape Physician Compensation Report : 2011 Results. http://www.medscape.com/features/slideshow/compensation/2011/ より引用)

医といったいわゆるプライマリケア医の人気が下がっているのが大きな問題になっています。

 2000年から2009年までにアメリカの医学生でプライマリケア医になりたいという希望は31%も低下しました。グ

ラフ（図4, 5）を見るとわかるように，家庭医希望者も一般内科医希望者も減少しています。

(Bodenheimer T. Primary care--will it survive? N Engl J Med 2006 ; 355 : 861-4.)

　これには，近年のアメリカにおける専門家嗜好の高まりがその背景にあるようです。もともとアメリカは専門家嗜好，細分化嗜好が強い国だとぼくは思うのですが，近年は，さらにこれに拍車がかかっているのです。このスペシャリスト嗜好は医師の側にも，患者の側にも存在します。

　もちろん，アメリカでもプライマリケアは大切だと誰もが言います。しかし，アメリカで「プライマリケアは重要だ」という強い意見を耳にすればするほど，それは逆説的に，「プライマリケアが危機に瀕している」という叫びの声としても解釈できるのです。

　アメリカではプライマリケア医は，専門医を受診する前の「ゲートキーパー」としての役割を期待されていました。（専門医受診を減らすことで）医療費抑制に寄与するのでは，と考えられていたのです。ところが，これはアメリカではうまく機能しませんでした。例えば，イギリスとアメリカのゲートキーパーとしての役割を比較した研究がありますが，アメリカの患者はイギリスの2倍専門家に紹介さ

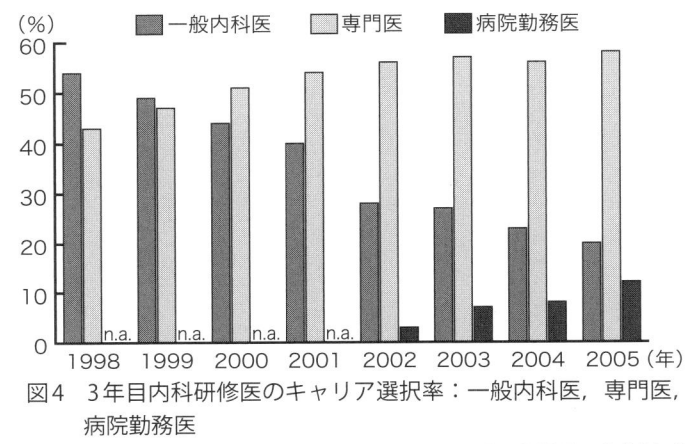

図4 3年目内科研修医のキャリア選択率：一般内科医，専門医，病院勤務医

(Bodenheimer T. Primary care--will it survive? N Engl J Med 2006；355：861-4より引用)

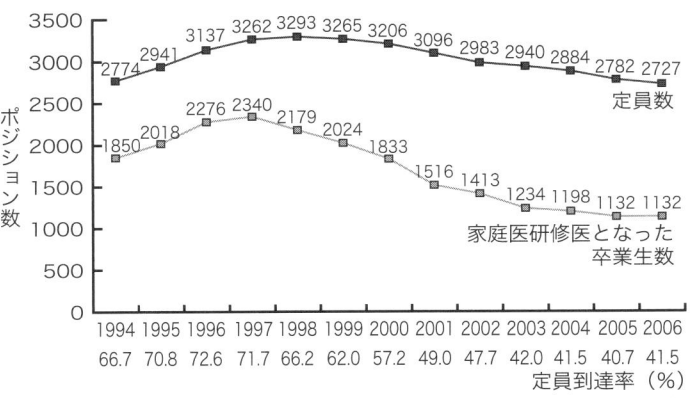

図5 アメリカの家庭医研修医定員数と家庭医研修医となった医学校卒業生数

(Bodenheimer T. Primary care--will it survive? N Engl J Med 2006；355：861-4より引用)

れていました。医療費は増え続けています。イギリスと異なり，アメリカではプライマリケア医はゲートキーパーとして機能していないことがわかったのです。

> (Forrest CB. Primary care in the United States: primary care gatekeeping and referrals : effective filter or failed experiment? BMJ 2003 ; 326 : 692-5.)

　アメリカで医療訴訟が多いために，かかりつけ医が「念のため」専門家に紹介しておくという防御的医療（defensive medicine）が原因なのかもしれません。ぼくも，アメリカで感染症の後期研修医をしていたときに，「念のため」といって簡単な感染症でも全部コンサルトする主治医にちょっとあきれたものです。

　しかし，ここには「スペシャリスト嗜好」の患者の希望も絡んでいるようにぼくは思います。ぼくは中国の国際診療所でいろいろな国の患者を診ていました。ぼくは中国では「家庭医」として登録されていました。カナダやフランスやドイツやオーストラリアの患者は家庭医などのプライマリケア医と親和性が高く，その診療に満足しているように見えました。あるアメリカ人の患者がぼくにいろいろ質問をした後，「なんだ，あなたは内科専門医なのか。ほっ

としたよ，家庭医だとばかり思っていた」とつぶやきました（まあ，内科専門医ってジェネラリストなのかスペシャリストなのか微妙ですが，その患者はそういう認識をしたのでしょう）。

　もちろん，これは個別のエピソードだったのかもしれません。その人個人の問題であり，それがアメリカ人かどうかとは関係ないのかもしれません。でも，この例に限らず，アメリカ人はジェネラリストよりもスペシャリストを嗜好する患者が多いような印象をぼくは受けます。そしてそれはイギリスの2倍もある専門医への紹介率にも反映されているような気がします。アメリカは専門化，細分化が進んでいると申し上げましたが，同じ嗜好は患者サイドにもシンクロして起きているのだとぼくは思います。

　ちなみに，日本ではこの「専門医」という言葉が，「大病院」……特に慶応とか東大とかプレステージの高い大学病院，という言葉に転換されれば，同じ構造を持っています。ぼくの知人は風邪をひいても慶応大学病院に行きたがります。「開業医さんに見てもらったけど，念のため大きい病院に」と口にする患者を何人ぼくは見てきたことでしょう。こういう現象はどこの国にもあるのかもしれませんが，日本で顕著だと思います。

こういうところでも，日本とアメリカってよく似ているんですね。

　現在，日本では家庭医を増やそうとか，在宅医療を充実させようという政治的な動きが高まっています。しかし，オカミ主導でこのような「制度」を作るだけではなかなかうまくいかないのは，アメリカの例でも明らかです。

　思うに，アメリカでは医療は公共財としての認識が低いようです。むしろ，個人の受託する「サービス」というイメージが強いのかもしれません。私的医療保険も一種の「買い物」ですから，自分が購入したサービスを最大限に活用したいと考えるのが人情でしょう。医療の構造全体よりも，もっと専門性の高い先生に診てもらいたい，みたいな気持ちになるのがアメリカ的だと思います。もちろん，後述するようにアメリカの個人主義と公共性は矛盾なく共存する性格も持っていますから，公共財としての医療という概念が皆無というわけではありません。しかし，どちらかというと，医療は支払ったお金に対する対価であるという観念は強いです。つまりは，市場原理主義が導く医療というスタイルです。

一方，日本でも，医療はやはりみんなで守っていくべき公共「財」だという認識は大きくありません。むしろ，「安くて簡単に手に入る便利なもの」というコンセプトで気軽に受け入れられてきました。「コンビニ受診」という言葉がありますが，そういう観点からも言い得て妙です。みんなで（公共で）守るものというより，どこかから自然に湧いてくる，手ごろなイメージです。アクセスもよくて安価だから，どんどん利用してやれという気持ちが強く，「みんなのものだから大切に使おうね」という配慮を持つことは（患者サイドから）あまりありませんでした。そして，安くて便利でアクセスがよいのだから，せっかくだから大病院，専門家に診てもらおうよ，みたいな雰囲気もでてきます。

　表現形こそ違いますが，アメリカと日本の両者には，根底に共通する通念があるようにぼくには思えます。それは，医療を公共財としてとらえ，みんなで大切にこれを守り抜いていかなければならない，という観点の欠如，もしくは不足です。

　現在，日本では医療崩壊の危機が訴えられ，紹介初診料などの医療経済的な操作，そして「県立柏原病院の小児科を守る会」などができて，日本ではより医療を「公共財」と

してとらえる動きが出始めています。アメリカでは，後に説明するように，医療を「個人の権利によって受けるサービス」ととるか，「公共財」ととるかについては，相反する意見が対立しており，それが2012年に行われるアメリカ大統領選挙の大きなアジェンダにもなっています。

　おそらくは，アメリカでも日本でも，医療をもっとみんなで包括的に守っていくべき公共財であるという理解を強めていく必要があるとぼくは思います。そこからプライマリケアの本当のファンクションも萌芽的に導かれていくものでしょう。医療のスタイルについてはたいていの場合，患者サイド，社会サイドのニーズが導くほうがうまくいくことが多いですから。

　アメリカには強い個人主義と公共性が同居していますが，個人主義が徹頭徹尾強いコンセプトなのに対して，公共性は時代によって強くなったり弱くなったり揺れ動いています。このことを指摘したのが『孤独なボウリング』（柏書房，2006年）を書いたパットナムでした。そして，ぼくの目には，近年におけるアメリカ社会の公共性はだんだんフェイドアウトし，各自が自分の信じるところを主張するタコ壺社会を推し進めてきたように見えます。

　思うに，プライマリケアのようなコンセプトは，この「公

共性」が高まったときにぴったり社会にフィットするのだと思います。アメリカにおけるプライマリケアの凋落と公共性のフェイドアウトは，無関係ではないというのがぼくの仮説です。

　ただ，そこでの問題点は，アメリカのプライマリケア医たち自身が党派性という陥穽に落ちているようにぼくには見えることです。
　人気が下がり，給料も高くなく，満足度も低いプライマリケアの危機に対して，アメリカのプライマリケア医たちは，「自分たちこそが医療の質を高めている大事なプレイヤーである。プライマリケアをもっと高めていかねばならない」と声高に主張し，団結してきました。しかし，皮肉なことに，その団結はプライマリケアという党派性という「タコ壺」を生み，自分たちのロジックを繰り返すだけになってしまったようにぼくには思えます。本来であれば，徹底的に総合的に考える立役者であるはずのアメリカのプライマリケア医たちは，自分たちの存亡の危機に対して団結し，主張し，それがゆえにますます党派的に，タコ壺的になっていったのです。自ら進んで自らのレゾンデートルを放り投げてしまったのです。
　このようなアリ地獄的な構造を打破するためには，徹底

的にラディカルな発想の転換が必要です。もっと本質的に，総合的に，そして各論的に考えないと，アメリカのプライマリケアの凋落はますます進んでいくと，ぼくは思っています。

アメリカの女性医師

時に，アメリカに留学した日本人のブログなどで「日本では女性医師がとても働きにくいけど，アメリカは進んでいて女性の進出が目覚ましい」なんて書いてあることがあります。

　これも，全体像を見ていないがゆえの，（やや）勘違いです。

　確かに日本の女性医師数は悲惨でして，2007年では医師全体の中では17％とOECDでも最低レベルです（**図6**）。しかし，アメリカも女性医師の割合は同年30％しかありません。OECDの平均が40％，スロバキア，フィンランド，ポーランド，チェコ，ハンガリーは医師の半数以上が女性ですし，イギリス，ドイツ，スペイン，デンマーク，スウェー

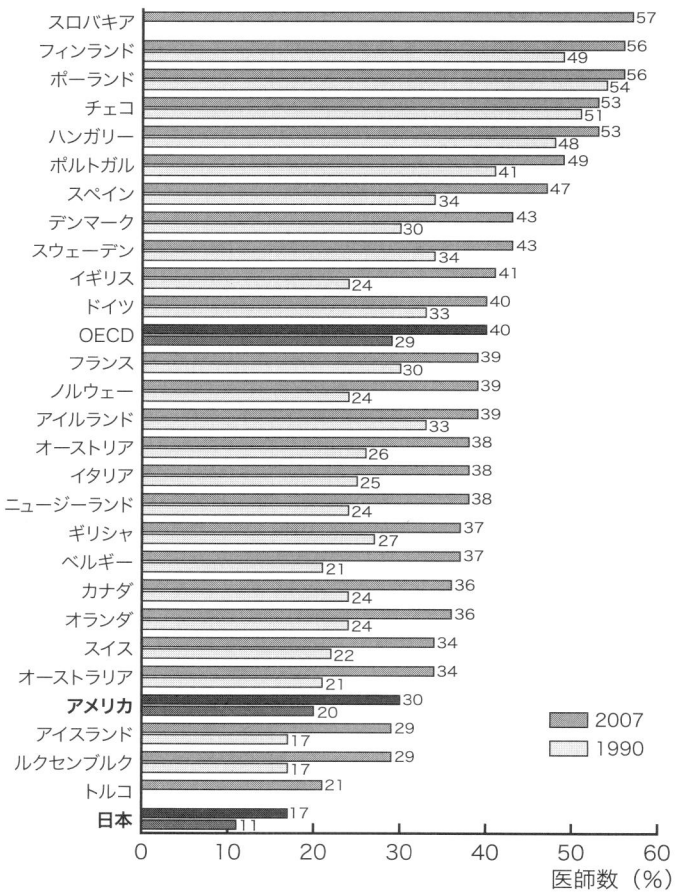

国	2007	1990
スロバキア	57	
フィンランド	56	49
ポーランド	56	54
チェコ	53	51
ハンガリー	53	48
ポルトガル	49	41
スペイン	47	34
デンマーク	43	30
スウェーデン	43	34
イギリス	41	24
ドイツ	40	33
OECD	40	29
フランス	39	30
ノルウェー	39	24
アイルランド	39	33
オーストリア	38	26
イタリア	38	25
ニュージーランド	38	24
ギリシャ	37	27
ベルギー	37	21
カナダ	36	24
オランダ	36	24
スイス	34	22
オーストラリア	34	21
アメリカ	30	20
アイスランド	29	17
ルクセンブルク	29	17
トルコ	21	
日本	17	11

図6　全医師数に占める女性医師数の割合（1990年と2007年，もしくは最近年）

（OECD iLibrary. Health at a Glance 2009：OECD Indicatorsより引用）

デン，フランスなど先進国のほとんどがアメリカよりも女性医師数は多いです。OECDのデータにはありませんでしたが，ぼくが聞いた話では（未確認）フィリピンやタイでも女性は医師の半数以上を占めるようです（間違っていたら教えてください）。アメリカと日本の違いは，まあJリーグ2部（J2）の5位と10位の違いみたいなもので，五十歩百歩なのです。両国ともに，女性医師の進出は遅れている，と言うべきでしょう。

(http://www.oecd-ilibrary.org/sites/health_glance-2009-en/03/03/index.html?contentType=&itemId=/content/chapter/health_glance-2009-25-en&containerItemId=/content/serial/19991312&accessItemIds=/content/book/health_glance-2009-en&mimeType=text/html)

ちなみに，アメリカにも収入の男女差はあり，男性は女性よりも収入が多いです（**図7**）。レヴィットとダブナーによる『超ヤバい経済学』（東洋経済新報社，2010年）でも指摘されていますが，アメリカでも「女である」というだけで損をする構造になっていて，そこは日本と同様なのです。

知り合いのアメリカ人女性医師から聞いた話ですが，アメリカでも女性医師の地位は1970年代までとても低く，その男性中心社会で成り上がっていくためには「男以上に

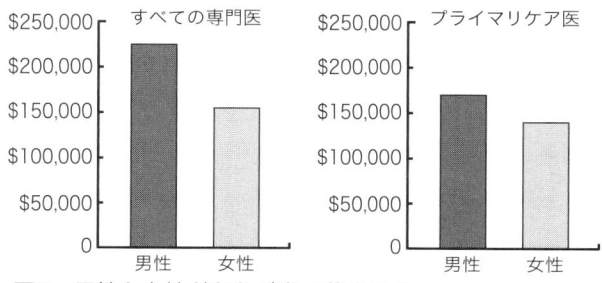

図7 男性と女性どちらが多く稼ぐのか
（Medscape Physician Compensation Report：2011 Results. http://www.medscape.com/features/slideshow/compensation/2011/ より引用）

おっさんっぽい」女でなければならなかったそうです。ぼくも，そういうシニアのアメリカ人女性医師を何人か知っていますが，ほんとうにマッチョでした。彼女たちは当時，当直とかも男性医師と同じ部屋で行い，着替えも同じ部屋で行うくらい待遇が悪く，そのくらい「女を捨てて」いないと仕事でのし上がっていくことができなかったそうです。ぼくがアメリカにいた1990年代後半にはそういう「男以上におっさんっぽい」，男の醜いところばかりを真似する女性医師は減っていき，優しくてフェミニンな女性医師も出世できるようになってきました（そのほうが部下にとっても患者にとってもよいと思いますし，ぼくも男の悪いところばかりを真似する女性医師より，女性の長所を活かす女性医師のほうが好きです）。時代の変遷によりアメリカ

の女性医師のあり方は変化してきました。しかし，今でもアメリカの女性医師のプロモーションは男性に比べると厳しいと耳にしたことがあります。

　内田樹先生がご指摘になるように，アメリカというのは「政治的に正しい」コメントと理念でオブラートには包まれていますが，強烈なミソジニー（女性嫌悪）を持っている国でもあります。もちろん，公に「女性差別」を主張する人は皆無です。公に「人種差別」を主張する人が皆無なように。しかし，差別はそこに厳然と存在しているのです。
　内田先生は自身のツイッターで，以下のように述べておいでです。

　　ミソジニーはアメリカの風土病です。だから，アメリカ映画は「ふつうの女の子」を描くことができません。フレンドリーで，ユーモアがあって，フェアで，やさしくて，男の子を怒鳴りつけず，鼻先でドアを閉めない女の子をハリウッド映画で見たことあります？
　　（2011年10月27日）

　そのミソジニーは「西洋社会一般の」ミソジニーというより，「アメリカ社会特有の」ミソジニーなのではないか

というのが内田先生のご意見ですが，ぼくにはまだこの点はうまく飲み込めていないので，ここでは深入りしません。

いずれにしても，このアメリカにある民主・平等主義と「他者を嫌悪する強い感情」(ここではミソジニー) という両者の作用・反作用を考えるとき，「日本よりましだから(たぶん，それはそう)」という理由でアメリカをロールモデルにするのはちょっとおかしいような気がします。たぶん，女性医師にとってロールモデルになる国はもっとほかにあるのではないでしょうか。

診療時間と医療の質

あと，診療時間ですが，アメリカでは一人一人の患者に費やす時間が長いと言われています。一番多い(最頻値)のが13〜16分です。これは診療科にもよるでしょうし，グラフ (図8) を見てもばらつきがかなりあります。ぼくの実感だと，やはり日本の外来診療は薄利多売というか，診療時間が短いと思います。とはいえ，昔に比べるととても長くなりましたが。

ちなみに，男性は女性よりも診療時間が短いです (図9)。

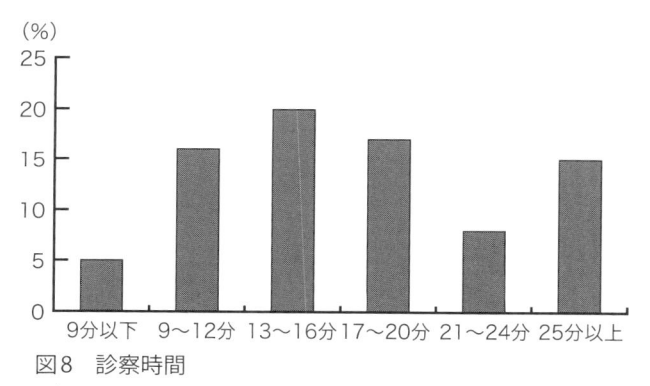

図8 診察時間

(Medscape Physician Compensation Report : 2011 Results. http://www.medscape.com/features/slideshow/compensation/2011/ より引用)

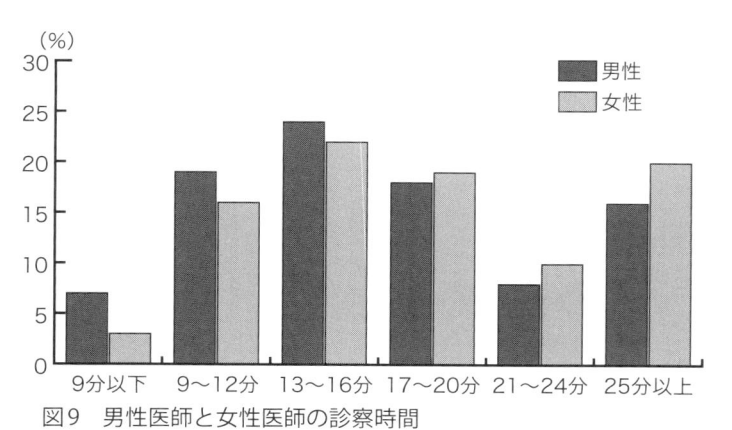

図9 男性医師と女性医師の診察時間

(Medscape Physician Compensation Report : 2011 Results. http://www.medscape.com/features/slideshow/compensation/2011/ より引用)

女性は患者により長く時間を充てているのに収入が低いという理不尽な環境にいるのです。たぶん、日本で調べても同じような結果になると想像します。

　ただ、日本の場合外来の「数」と「アクセス」がむちゃくちゃよいので、アメリカよりもその点は便利です。「明日また来てください」「来週またみましょう」という小技を使って患者の経過を見ることができるのは日本独特で、アメリカのようにアクセスが悪い国だとこういうことはなかなかできません。1回のセッションあたりの診療時間が短くても、「総計」ではいい感じなのかもしれません。それに、このようにちょこちょこ時間を空けて患者を診ていると、患者がよくなっていくプロセス（時に残念ながら悪くなっていくプロセス）を時間をコミにして把握できます。これは、外来セッション数がマネジドケアで制限されているアメリカにはないアドバンテージだとぼくは思います。

　それに、アメリカの場合は入院期間がものすごく短いですから、入院患者に限って言うと、日本の医者のほうがずっと長い時間患者と向き合っていると思います。事実、日本では患者の名前とか顔とかけっこう覚えているものですが、入院患者のターンオーバーの速いアメリカでは、個々の患者はなかなか記憶できませんでした。

アメリカではDRG（diagnosis related group）の導入以降，入院期間が短ければ短いほど病院の収入が上がるため，「入院期間の短縮」が自己目的化しています。DRGというのは，簡単に言うと病名による診療報酬の定額制です。ある病気で入院した患者のケアに支払われる診療報酬があらかじめ決められているので，検査や薬を減らし，入院期間を短くすればするほど病院は得をします。この対極にあるのは出来高制でして，これは検査や投薬，入院期間に応じて診療報酬が支払われます。検査をすればするほど，薬を出せば出すほど，入院が伸びれば伸びるほど病院は得をします。出来高制は過剰医療の原因になると批判されており，医療費抑制の目的もあってDRGのようなシステムが導入されたのです。

　ちなみに，出来高制の問題は日本にもあるため，DPC（diagnosis procedure combination）という制度が一定の入院患者に導入されました。これにより，日本でも入院期間は短くなってきましたが，その強烈度はアメリカの比ではありません。OECDによると，平均在院日数は2008年で日本は約19日，アメリカは6日程度（**図10**）ですが，日本であれば入院するような患者も，アメリカではデイサージャリーなどで日帰りの治療を受けることが多いです。そういう患者を考えると「平均在院日数」は本質的な指標で

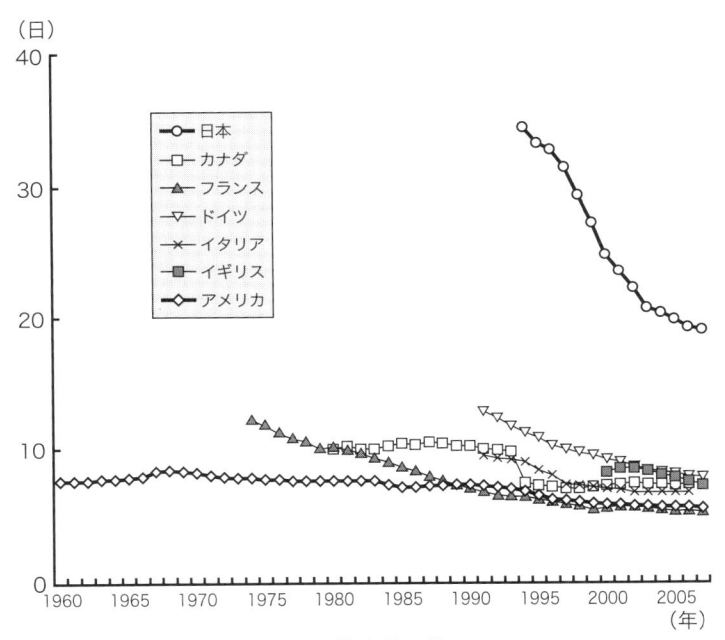

図10 急性期医療における平均在院日数
(OECD Health Data 2009 – Version : June 2009 より引用)

はありません。

(www.jmari.med.or.jp/research/dl.php?no=422)

確かに，過度な入院期間の延長は医療費の増大，医療者の疲弊につながりますし，患者だって必ずしもハッピーではありません。昔の日本の入院日数はいくらなんで

も長すぎたと思います。ただ，なんでも行き過ぎは禁物です。

　一面では，短い入院期間は医学教育的なアドバンテージがあります。ベッド数が同じ，入院期間が短縮となれば，当然総患者数は増えます。経験症例数は増えますから，医師も経験値を高めることができます。反面，個々の患者と向き合う時間はどんどん短縮されるので，「その病気がどのように治っていくか」を観察することができません。アメリカでは，患者がよくなってから退院するのではなく，よくなる前に退院してしまうのです。

　医療は時間をコミにした現象の把握ですが，外来診療にしても入院診療にしてもアメリカのやり方だと時間をコミにした患者把握は困難です。時間のコンセプトを加味せず，「点」でしか患者を診ないと，患者の理解も疾患の理解も非常に薄っぺらいものになります。血液検査もCTやMRIのような画像検査も，その「点」しか教えてくれず，その患者がどのように悪くなり，どのようによくなっていくのか，時間のコンセプトを加味した情報を教えてくれません。時間を加味した情報は患者のコトバからくみ取り，医師が自身の中で咀嚼するよりほかありません。このコンセプトをしっかり理解すると診断の精度や治療の確度は飛躍的に

高まります。だから、ぼくは学生や研修医に時間を加味した診療について一所懸命教えます。しかし、アメリカのようなシステムだと、その辺をうまく教えることができません。患者は入院し、すぐに退院していきます。退院した患者のことは忘れられ、次の患者に研修医の意識は飛んでしまいます。アメリカの医師の臨床能力が最近低下しているようにぼくが考える理由の一つは、そこにあります。

　ただ、「時間概念の把握」みたいな指標は、ぼくらプロが感じ取ることはできても、数値化して指標化できるものではありません。プロの棋士の「大局観」みたいなもので、存在はするんだけど言語化したり、可視化するのは困難です。だから、「金」というわかりやすい指標だけで医療をどんどん効率化し、入院期間なんて短いほどよいんだと断じるビジネスマンや経済学者には理解されないのです。
　しかし、棋士が大局観を失ったらプロとしては勝てなくなってしまうのと同様、臨床医が時間のコンセプトに鈍感だと診療能力はがた落ちします（断言しておきます）。だから、アメリカのようなシステムだと、医師は数値化できる指標においては高いレベルをキープできると思いますが、だんだん大事な能力は低下していくとぼくは予想しています。日本もラディカルなDRGなどアメリカ的なコン

セプトを直輸入すれば，同じことが起きると思いますが。

ヒステリック・アメリカ

　アメリカには，案外ヒステリックなところがあります。もちろん，いつも常にヒステリックなわけではないですし，ヒステリックでない部分も多いのですが「案外」そうである，というのが大事です。

　ちきりんさんは『自分のアタマで考えよう』（ダイヤモンド社，2011年）という本で，当時，外資系企業に勤めていたちきりんさんが9.11（2001年）の報道が各国で大きな差があったというエピソードを紹介しています。日本のNHKは「日本企業の日本人」の安否情報を中心に報道しました。ありがちですね。アメリカのCNNは現場の衝撃的な映像とパニック的な報道しました。そして，イギリスのBBCはより分析的な報道をしていたといいます。まあ，自国で起きたことという点を差し引いても，結構アメリカ人はパニクりやすいなあ，とぼくも思いました。もっとも，ぼくも当時ニューヨーク市にいて，大いにパニクりましたが。

ところで，9.11とその後のイラク戦争で真っ先に犠牲になったのは「ジャーナリズム」であったと堤未果さんは指摘します。

　アメリカのメディアを裏で動かしているものの存在について私が初めて実感したのは，2001年9月11日の同時多発テロの時だった。あの時ニューヨークに住んでいた私は，テロリストの存在と，次のテロ予告の疑いについて繰り返すメディアの不安をあおられたアメリカ国民が，恐怖から好戦的になり，武器を買いにスーパーに走り，一気に戦争へと突き進んでいく姿を目の当たりにした。「愛国心」という言葉に多くの人々が安心感を覚え，星条旗の下で報復を叫ばなければお前も敵だ，という恐ろしい空気がアメリカ中に流れていたのを覚えている。
（『ルポ貧困大国アメリカ』岩波新書，2008年，142頁）

これはぼくにも覚えがあります。

　同僚が興奮して議論を戦わせています。ブッシュ大統領も怒りと悲しみのコメントを残しており，皆「クレイジーなテロリストに戦争を仕掛けろ！」と殺気立っていました。医師の一人は（多くのマスコミがそうしたように）このテロ行為

を真珠湾攻撃に例えていましたが，軍事基地を攻撃した真珠湾と今回のテロは事情が違う，とやんわりたしなめた私にも「どっちも狂った人殺しだ」と食って掛かっていました。普段は患者思いの大変いい医師が，です。私だけでなく，ニューヨーク中が平静さを失っていました。

(『悪魔の味方──米国医療の現場から』克誠堂出版，2003年，241頁)

9.11以降，アメリカのメディアは思考停止に陥り，組織的に戦争への誘導を直接・間接的に行いました。国民も見事にそれに乗っかりました。9.11のときはジャーナリストも市民も完全にパニックに陥ったわけです。

ちょっと話はずれますが，メディアについて問題になったのは「ヒステリー」だけではありませんでした。それに乗じた情報操作や戦争への志向性も明らかになりました。上掲の堤氏によると，イギリスの「タイムズ」紙は共和党を支持するメディア王，ルパート・マードック氏によって買収されており，彼が世界中で所有する新聞17紙の社説でイラク戦争を支持させたのだそうです。同様に，アメリカのNBCはGE（ジェネラル・エレクトリック）が買収，CBSは投機会社，ABCはウォルト・ディズニー・カンパニーに買収されており，イラク戦争をそれぞれが支持しました。

確証はありませんが，これら親会社がイラク戦争を後押しし，それが報道に反映された可能性は高いと思います。

「中立的な」報道など，ありえないのです。アメリカでも，イギリスでも。

もちろん，日本も例外ではありません。日本の原子力政策を勧め，原発推進の中心になったのは自民党の中曽根康弘と元読売新聞社主の正力松太郎でした。3.11以降の原発事故後も，読売新聞が執拗に社説で原発再開を主張したのは，当然のことなのです。それにしても，福島の原発事故の後，ぼくが知る限り中曽根康弘からはほとんどコメントがありません。自身の原子力政策における責任についてはまったく無言です。自分のやったことについてきちんと落とし前をつけるべきだとぼくは思います。

閑話休題

さて,ヒステリーのほうに話を戻します。2009年に「新型」(今となっては何とかなりませんかねえ，というネーミングですが)インフルエンザが流行したとき，日本はみんなパニクったけどアメリカ人は落ち着いていますよ，ビバ・アメリカ！的な指摘がなされたことがあります。

これは，半分は正しく，半分は正しくない指摘だと思います。そもそも，表面的な現象「日本人はパニクり，アメリカ人が落ち着いている」という言説が仮に正しかったとしても，ではそれが「なぜなのか？」という"why？"の問いに換言されなければ深い議論はできません。もちろん，

　それは，日本人はパニクる人で，アメリカ人は落ち着いているからだ。

では，トートロジーで説明になっていません。なぜ日本人がパニクり，同じ現象でアメリカ人が落ち着いているのかが説明されていないからです。

　そもそも，インフルエンザのような感染症に対する「コンセプト」，「受け止め方」が，日本とアメリカでは全然違います。だから，表現形だけを見て「パニクっている」「パニクっていない」という分け方をしてもあまり意味がないのです。
　日本では，特に小児の場合，発熱性疾患があれば「とりあえずお医者さんに」と受診するお母さんは多いです。発熱して数時間で受診するお母さんも多いですね。理由はいろいろあるでしょうが，

「そうなっているから」
という習慣的なものが一番大きいように思います。もちろん，その習慣は国民皆保険制度や各種小児医療の（自治体それぞれによる）補助制度，日本医療の外来アクセスのよさ（たぶん，過度なよさ）が裏打ちしているものですが。

ところが，アメリカにはそのような「熱が出たらとりあえず小児科医受診」という文化がありません。それを裏打ちする制度もありません。そもそも，4,600万人以上の人が医療保険を持っていませんし，日本よりもはるかに高額な医療費を支払ってまで「熱」だけのために受診するのは割に合いません。では，医療保険を持っていればどうかというと，こちらも原則完全予約制なので，何日も受診日まで待たねばなりません（全部ではないですが，医療保険によります）。緊急時は救急室(ER)に行くことも可能ですが，多くのERは救急患者でごったがえしており，長時間の待ち時間に耐えなければいけません。「そこまでして」熱だけのために受診するには，医療アクセスへのハードルが高すぎるのです。ま，裏を返せば日本のアクセスがユルユルによすぎるのかもしれませんが。

というわけで，アメリカと日本では医療機関受診の前提が大きく異なっているのです。その行動パターンはシステ

ムや文化に裏付けられています。対応の表現型が異なるのは当然です。日本人だって，アメリカのような医療制度だったら受診を控える人は多かったかもしれません。

　食品衛生に対する観念も，日本とアメリカではずいぶん違います。
　2011年，病原性大腸菌O111に汚染されたユッケを食べて，4人が命を落としました。
　もちろん，人が命を落とすことはよいことではありません。しかし，あれは逆説的に日本の食品衛生の優秀さを証明しているのです。4人の被害でマスメディアが大騒ぎするほど「まれ」な事象であったから，大騒ぎをしたのです。
　厚労省によると，2010年の食中毒被害者数は21,292人，死者はゼロでした。統計の取り方にもよるのでしょうが，CDC，アメリカの疾病管理予防センターによると，アメリカではだいたい住民の6人に1人が食中毒になり，毎年3,000人が死亡しているそうです。

　　(http://www.cdc.gov/foodborneburden/2011-foodborne-estimates.html)

　アメリカで食中毒く・ら・い・で大騒ぎをしないのは，それが問題になっていないからでも「アメリカ人がヒステリーを

起こさない」からでもありません。それがあまりにも頻回に起きているからなのです。アメリカ人も日本人も，よくある事象に無頓着（complacent）になり，まれな事象に大騒ぎするという点でよく似ているのです。そういえば，日本でも2009年5月に神戸市で最初の新型インフルエンザ患者が見つかったとき，患者が数十人と増えていったときはものすごく大騒ぎしましたが，患者が何百万人と増えて全国に広がると，もうだれも何も言わなくなりました。そんなものなのです。

メディアは，犬が人を噛んでも報道せず，人が犬を噛むとニュースにします。どちらが実質的な問題なのかは自明ですが，メディアも本質的に，まれな事象に大騒ぎし，よくある（本質的に深刻な）事象は無視する性格を持っています。

だから，レアな事象が起きればアメリカ人ももちろん，パニクります。

2001年，9.11の後，郵便物に炭疽菌を入れるという「バイオテロ」が起き，アメリカは大パニックになりました。「白い粉」を見つけたということで宇宙服を着たような作業員があちこちに駆り出され，当時感染症の後期研修（フェローシップ）を行っていたぼくも，夜中にたくさんの問い合わせを受けたり，被害の多かった郵便局員への説明会に参加したりしました。国中大パニックという感じです。この辺

の事情は、『バイオテロと医師たち』（集英社新書，2002年，著者名：最上丈二）にまとめましたので，興味のある方はご覧ください。

　このテロ行為で22人（23人という文献もあり）の炭疽患者，うち5人の死者がでました。5人の死亡を多いと取るか，少ないと取るか。これも恣意性のなせる業ですが，テロ行為の被害としては，そして国中が大騒ぎをしたその騒ぎ方から照らし合わせると，とても少ない被害だったといえましょう。まあ，テロリズムのテロとは語源が「恐怖＝terror」ですから，実際の被害以上に恐怖が引き出されるというテロリズム独特の性質も加味していたかもしれません。

　ついでに数の話をすると，日本では毎年およそ3万人が自殺により死亡すると言われます。しかし，あまりに数が多いので，個々の事例は注目されません。よほど有名人が自殺しない限り，報道の対象にもなりません。

　さて，およそ同数，約3万人の死者が，毎年銃の発砲によってアメリカで生じています。殺人，自殺，事故など原因はさまざまですが，銃による死者を合わせると毎年3万人となるのです。銃によるけが人は6万5千人です。

　ぼくも研修医時代，銃で撃たれて救急室に運び込まれた

患者を診たことがありますが，日本であったら病院中大騒ぎだったかもしれません。そもそも，日本であれば，発砲事件だけで全国ニュースの対象です。もちろん，アメリカでは「ただ」発砲したくらいではニュースになりません。マイケル・ムーアが『ボウリング・フォー・コロンバイン』(2002年)で紹介したような，銃を乱射して大量殺人，という極端でレアなケースがメディアが注目する対象となります。

〈http://news.harvard.edu/gazette/2000/09.28/firearms.html〉

　自衛のための銃保持とアメリカ人はよく言いますが，もし銃のために毎年3万人も死に至っているのであれば，その死亡数を正当化するくらいの自衛効果が示されていなければなりません。言い換えるのならば，毎年3万人も死に至るような方法を使っても割に合うだけのもっと悲惨な事態が銃保持のために守られているという仮説が必要になります。つまり，銃がない場合（もし銃の所有を正当化する立場に立つならば）毎年3万人をはるかに超える人たちが，銃による自己防衛が不足しているために殺されてしまわなければ，銃の保持は正当化できません。

　本当にそうだとしたら，アメリカはものすごく危険な国です。もしそうでないとしたら，アメリカ人が銃を保持す

るのは正当化できず，そこには正義を超えた「政治」があるものと判断すべきでしょう。みなさんはどちらだと思いますか。

　ちなみにアメリカの自殺者も，日本と同じくだいたい3万人。もちろん，人口比率で言うと日本よりも低いです。ただ，半数以上，1万6千人以上は銃による自殺です。

　〔http://www.suicide.org/suicide-statistics.html〕

　数字の話が続いたので，ついでにもう少し。

　アメリカでは毎年4万人程度の人が交通事故で死亡しており，そのうち30％以上は飲酒運転に関連しています（**図11**）。車の使用量がアメリカのほうがずっと多いことを勘案しても，日本が飲酒運転に関してアメリカなどよりはるかにはるかにストイックな国であることは間違いありません（『超ヤバい経済学』東洋経済新報社，2010年）。日本では交通事故死者数は年間6,000人を割り，それは毎年，減少しています。飲酒運転が原因なのは10％弱であり，アメリカよりもずっとずっと優等生です。「日本は飲酒運転に寛容な社会だ」なんて言われることがありますが，全然データを見ず，たまにおきる飲酒と事故がテレビで大々的に報道されるイメージに引っ張られているように思います。ユッケ事件のときと同じように。

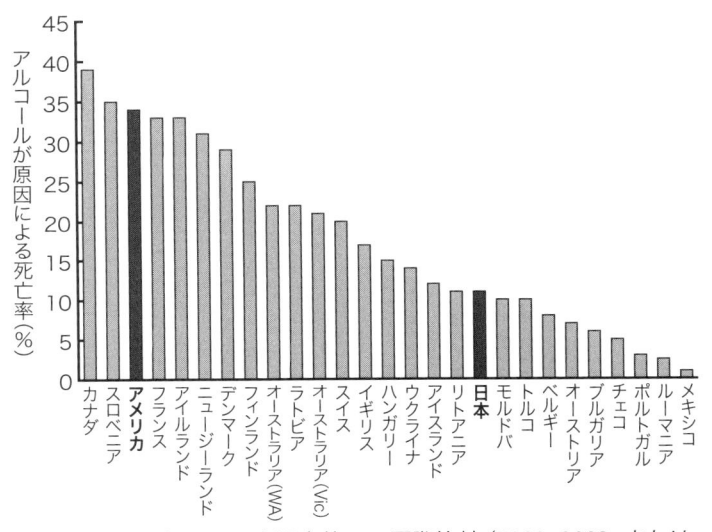

図11 飲酒運転による交通事故死の国際比較（2002, 2003, または2004年）

衝突事故の少なくとも一方のアルコール血中濃度が法的上限を超えた死亡事故の比率。オーストリアの値（7％）は，死亡者へのアルコールチェックが許されていないので大きく過小評価となっている。ポルトガルの値はすべてのドライバーがチェックされるわけでないので大きく過小評価となっている。

（OECD/ECMT, Achieving Ambitious Road Safety Targets–Country Reports on Road Safety Performance, August 2006 より引用）

（http://www2.ttcn.ne.jp/honkawa/6834.html）

 ところで，最近アメリカでは合衆国予防医療タスクフォース（United States Preventive Services Task

Force：USPSTF）が乳癌と前立腺癌のスクリーニングについて，現状の縮小あるいは中止を勧告し，スクリーニングを推奨する患者団体，医師，それにビジネスとして巨額な利益を得ているマーケットから大きな反発を受けました。ここでもパニックです。

このパニックは，総合的に透徹した目で事実を検討するのではなく，党派性（＝タコ壺）むき出しに，自身の立場から事物の正当性を訴えたがゆえのパニックです。USPSTFは「エビデンス」という党派性に基づいて勧告を出し，臨床医や専門医たちによる学術団体，患者会は彼らのタコ壺的論理と利害関係に基づく党派性を発揮してこれに反発しました。

この辺の事情は李啓充氏の『続アメリカ医療の光と影』（医学書院，2009年）に詳しいですから詳細についてはここでは取り上げませんが，アメリカの医療が科学だけで成立しているのではなく，金とか政治とか思想・信条など，さまざまな思惑がどろどろになり，時にパニックを伴って（つまり日本と同じような形で）運営されていることだけは知っておくべきだと思います。アメリカでは根拠に基づいた医療（evidence-based medicine：EBM）が進んでいて，というのも部分的にそうなのであって，意思決定はエビデン

スだけが行うわけではありません。また，エビデンスが悪用されて保険会社が医療費を支払わない言い訳に用いることだってあります。

「アメリカではこうなっているから」というのは日本に導入する動機付けとしては弱すぎるということです。
（http://www.igaku-shoin.co.jp/paperDetail.do?id=PA02871_05）
（http://www.igaku-shoin.co.jp/paperDetail.do?id=PA02958_04）

アメリカの救急医療

アメリカの救急医療の話もしておきましょう。

1996年から2006年までの間に，アメリカの救急センター数は4,019から3,833と，186も減りました。しかしその間，患者数は32％も増加しました。これはアメリカの人口増，救急センター数の減少，そして医療保険を持たなかったり，十分でない患者が「ほかに行くところがないから」だと考えられます。実際，各保険100人あたりの救急センター受診者数はメディケイド（後述）と州小児医療保険プログラム（State Children's Health Insurance Program：SCHIP）

で82人，無保険者が48人，メディケアが48人，私的医療保険所持者が21人（2006, National Health Interview Survey）と，「保険が悪い，あるいはないときはERに駆け込む」傾向が見られます。アメリカでは連邦・州ともに「救急患者を断ってはならない」という法規制があるので，弱者はここに駆け込むのです。

　救急センター受診者のうち，15.4%が救急車による搬送患者で，13%は入院に至ります。患者数の増加から受け入れ不可能になるところも多く，ほかの病院への搬送を依頼します（これをディバージョンと呼び，ぼくがアメリカで研修医だったときも何度か起きました）。患者が増えれば待ち時間も長くなり，待ち時間が長くなれば患者のフラストレーションもたまっていきます。イライラする患者の応対は大変で，長い時間かけて説明を要します。そうするとますます待ち時間が延び，という悪循環が生じます。2007年のデータでは，アメリカの救急センターでの待ち時間は平均4時間5分。もちろんこれは平均値で，多くの患者はそれ以上の待ち時間を強いられています。ぼくはアメリカに住んでいたとき，料理中に指を切ってしまいましたが，救急センターでの待ち時間を考えるとどうしても受診する気になれず，自分で治療してしまったことがありました。

アメリカで風邪をひいたくらいでは，救急センターには行かないほうがよいですよ（まあ，日本でも多くの場合は同じことが言えますが）。

　（http://www.acep.org/content.aspx?id=25908）

　救急センターは一見さん用の医療リソースで，慢性期のルーチンケアには向いていません。しかし，そのような医療へのアクセスが閉ざされていますから，「救急にしかこない」患者も出てきます。ぼくがICUをローテートしていたとき，糖尿病性ケトアシドーシスで何度も入院してくる患者がいました。アシドーシスそのものは血糖を下げ，アシドーシスを治療すれば簡単に治るのですが，問題は「なぜ」患者にそう何度もケトアシドーシスが起きるか，でした。彼女には医療保険がなくて糖尿病の通常治療がなされていなかったのです。当時，アメリカのICUは1日1,000ドルくらいかかると言われていましたから，治療費の払えないこの患者が何度もER経由でICUに入院してくるのを見てぼくは「何だかなあ」と思ったものです。

　かつては，救急センターは研修医たちの「修練」の場でした。ここでたくさんの研修医が症例数を稼ぎ，手技を覚えていったのです。特に夜間の「ムーンライティング」は

よいバイトにもなりましたから，多くの研修医が救急センターで夜中に仕事をしました。ムーンライティングとは直訳すると，「月の光を当てる」ですが，夜間のアルバイトを指す英語です。ここではバイトの当直を意味します。もちろん，こういう研修医たちは救急医療の専門家ではないので，診療の質は落ちてしまいます。こうした「バイト」の研修医は医療の質と安全の観点からアメリカでも減る傾向にあります。これは日本も同じですね（日本では卒後2年間の初期研修期間中は法律でアルバイトは禁じられています）。

ただ，ある作用は必ず反作用をもたらします。ラフでタフな救急センターでの研鑽が減ってしまうと，研修医たちの経験値はがた落ちしてしまいます。ぼくの経験でも，ERでたくさんの患者を同時に診るというのは難事ですが，あの経験を通り抜けると，たいていの患者には冷静に対応できるようになります。経験を積まないと上達できない，上達していなければ経験をさせられない。本質的なジレンマですね。

いずれにしても，救急センターに来なくてもよい患者が安定した医療保険制度のもとで一般外来に通院すれば，救急センターが混み合う必要はないのです。そうすれば，救

急センターもそんなに混み合わず，患者の待ち時間も短くなります。このような構造的な改革は，後に説明するアメリカの医療制度改革の成否にかかっています。

アメリカ感染症界の没落

ぼくは，早晩アメリカの感染症医療は大きな没落の時期を迎えるのではないかと考えています。その理由をこれからご説明します。

　医療の質向上研究所（Institute for Healthcare Improvement：IHI）というNPOがアメリカの医療の質向上のために頑張っています。医療事故をなくそう，という動きのもとで，院内感染も減らそうという運動を行ってきました。彼らの働きかけもあって，今後はアメリカでは，院内肺炎やカテーテル関連血流感染のような院内感染は許容されなくなります。そして，これらが起きると病院の「持ち出し」になるのだと言うのです。
　確かに，院内感染は問題です。たいていの患者は病院に「よくなりたい」と思って入院してきます。院内感染は入

院したがゆえに悪くなるという事象ですから，患者のニーズとは真反対のことが起きているのです。院内感染はしたがって，きちんと対策しなければなりません。

　が，モノには程度というものがあります。過度な働きかけは，大きな反作用を生みかねません。

　感染症専門医の青木眞先生のブログにもありますが(http://blog.goo.ne.jp/idconsult/e/b042998e5263410f3f1d0098c079b620)，このような医療事故を減らそうという動きは「もろ刃の剣」になる可能性があるのです。

　というのは，院内感染は減らすことはできても，ゼロにはできないのです。車社会を維持したまま交通事故をゼロにできないように。

　そこに患者がいて，病気がある限り，感染症は起こり続けます。患者はなぜ病院で尿路感染を起こすのでしょう。尿路カテーテルを挿入し，尿路に細菌が侵入する門戸ができるからです。なぜ，カテーテル関連血流感染が起きるのでしょう。カテーテルを挿入するからです。肺炎は？　気管内挿管をして，人工呼吸器につなぐからです。創部感染は，もちろん手術をすることが原因です。

　病院から院内感染をゼロにする方法が一つだけあります。それは，医療行為を止めることです。リスクの高い医

療行為をすべて止めてしまえば，院内感染はなくなります。心不全で苦しむ患者にも尿カテーテルを入れず，脱水に苦しむ患者にも点滴をせず，息も絶え絶えの患者も「人工呼吸器につなぐと肺炎が起きるかもしれないから」とほったらかしにし，手術が必要な患者も薬で様子を見ていれば，感染症は激減です。ちなみに，薬剤耐性菌は，細菌の検査を止めれば（データ上は）ゼロになります。

　もし，感染症が「起きてはいけない」という他者の強制性，第三者的な規制が過度に強くなったとき，いったい何が起きるでしょう。うまくいけば，院内肺炎は減るでしょう。しかし，うまくいかない可能性もあります。感染症の適切なワークアップがなおざりにされ，「感染症」が「原因不明の急変」にされてしまうかもしれないからです。実際，そういうことは日本でもよく起きています。ぼくが亀田総合病院にいたとき，日本医療機能評価機構の外部監査を受けました。そのとき，感染症部門で指摘されたのが「針刺し事故が多すぎる」というものでした。そうではない，針刺しを隠さずにきちんとカウントしているからこういう数字になるのだ，と反論しても聞いてもらえません。「針刺しゼロ」の病院が一番危険なのです。

　感染症になりやすい重症患者の受け入れ拒否も懸念され

ます。すでに重症患者の手術を拒む外科医や，合併症が起きやすい分娩を嫌う産婦人科医はアメリカで散見されていました（日本でもこういう話は聞きますね）。過度な外的監査はこの傾向を強めてしまいます。

　また，院内感染は入院患者に起きるので「そうなるまえに」無理やり退院させてしまう可能性もあります。アメリカのDRGでは入院期間が短ければ短いほど診療報酬が増えますから一石二鳥です。それでなくてもアメリカでは患者がよくなる「前」に退院していきます。院内感染が起きる前に，さっさと患者を病院から追い出してしまえば，退院後に起きた感染症は「院内」感染ではありません。もちろん，それは単なるカウント上の問題であり，患者にとっては院内だろうが院外だろうが感染症は感染症です。しかも，院内であれば発症した感染症に即時に対応できますが，院外であればそのような迅速・適切な対応は期待できません。

　アメリカには，ほかにも問題があります。抗菌薬の不適切使用です。

　近年，アメリカでは薬剤耐性菌がどんどん増加しています。アメリカでは医療訴訟も増え，適切な抗菌薬よりは「とりあえず」何も考えなくても出せる広域抗菌薬を出す医師

が増えてきました。ぼくがあるとき話をした病院専門医（ホスピタリスト）は「肺炎でも，尿路感染でも，軟部組織感染症でも全部（広域抗菌薬の）ニューキノロンを使うよ」と言ってましたし，アメリカで感染症のフェローをしている知人に聞いても，「アメリカの医者はすぐにカルバペネムやダプトマイシンなど広域抗菌薬を使ってしまう。しかも，そのまま点滴を続けたまま退院してしまうから対象となる菌にターゲットを絞った治療（de-escalation）もできない」と嘆いていました。抗菌薬適正使用を呼びかけるプログラムやガイドラインはあるのですが，アメリカも専門化，細分化が進んだ「タコ壺」社会なので，そういうガイドラインが必ずしも遵守されません。外来では不適切に広域抗菌薬が用いられ，外科医は感染症医が推奨しない広域抗菌薬を用いることがしばしばです。アメリカ感染症学会（Infectious Diseases Society of America : IDSA）の総会に行くと，「外科医が言うことを聞いてくれない」という怨嗟の声を上げる感染症医をシンポジウムの壇上で必ずといっていいほど目にします。

　現在，アメリカの病院で見つかる黄色ブドウ球菌はほとんど多剤耐性のMRSAですし，市中で見つかるものも多くはMRSAになっています。バンコマイシン耐性の腸球菌

(VRE) も多く，多剤耐性のグラム陰性菌（ESBL産生菌，AmpC過剰産生菌，KPC産生菌，多剤耐性アシネトバクターなど）も珍しくありません。確かに学問的にはアメリカの感染症学は進歩しているとぼくも思うのですが，現場での結果＝アウトカムにつながっていないのです。

　最近，さらに，この傾向に追い討ちをかける出来事が起きました。

　2010年，CLSI（Clinical and Laboratory Standards Institute）という抗菌薬の感受性基準を決める組織が，腸内細菌群（Enterobactereciae）のブレイクポイントを大きく変更したのです。緑膿菌などのブレイクポイントも変更が検討されています。ブレイクポイントは薬剤耐性菌の基準点となる抗菌薬の濃度でして，これを上げれば細菌の多くは「感受性がある（その抗菌薬が使える）」となりますし，下げれば「耐性である」となります。CLSIは腸内細菌群のブレイクポイントを下方修正したため，これまで感受性菌と判断されていたものの多くが「耐性である」と判断されるようになりました。これは，ESBL産生菌など，検査をしても感受性があるかどうかの判定が難しいもの，判定が微妙な菌が増えてきたためです。そういうややこしい菌は「全部耐性菌にしてしまえ」ということになったの

です。

　本当の耐性菌も，実は耐性菌でない菌も，判定がややこしいという理由で「全部耐性菌」扱いにされると，当然使われる抗菌薬はカルバペネムなど多剤耐性菌に用いる広域抗菌薬ばかりになってしまいます。

　アメリカは世界でも有数の耐性菌大国です。このままだと，その耐性菌はますます増えるでしょう。アメリカが患者の安全を希求し，少しのエラーも容赦しない態度になってきたのは患者にとって恩恵でもあるのですが，長い目で見るとそれが仇になってしまうのです。

　今，ぼくたちは耐性菌かそうでないか「微妙」な菌の扱いは，患者を診て評価しています。万が一間違って耐性菌であっても，あとで治療薬を変更すればなんとかなりそうな「比較的」元気な患者さんなら，あまり広域抗菌薬は使いません。例えば，セフメタゾールなどを使います。もし，患者が重症であれば，そうも言っていられないので広域抗菌薬を使います。しかし，「院内感染は許容しない」という過度な圧力がかかると，このような微妙なさじ加減を用いる医療が困難になってしまいます。

　かつて，感染症学は細菌をみて，その細菌を殺す抗菌薬を選ぶという細菌＝抗菌薬という1対1の関係にありまし

た。しかし，今は違います。同じ菌がでていても，患者に応じて異なる抗菌薬を使う時代がやってきました。肺炎球菌の感染症でも，肺炎であればペニシリンでほとんどの患者を治療できます。しかし，これが同じ肺炎球菌の感染症でも髄膜炎になると髄液内濃度が保てず，ペニシリンが使えないことがあります。そこで第3世代のセフェムなどを使う。ところが，同じ肺炎球菌感染症でも，小規模な急性中耳炎などでは抗菌薬なしでも対症療法で治ってしまうことが多いです。このように，抗菌薬学は「細菌学」から「臨床医学」＝「患者学」に変遷しているのです。患者をよくみなさい，とよく言われますが，それはスローガンでも理念でもなく，リアルな現場での実践です。患者をみなければ，正しい抗菌薬は選べないのです。

　しかし，アメリカでは，そのような微細な違いは「わかりにくいから止めてしまえ」と一律の医療に変じつつあります。わかりやすい，というのはアメリカ医療の一つの特徴でして，ややこしい微細化は現場で嫌われる傾向にあるのです。また，訴訟のリスクが高いこともあってわずかなリスクも許容しない，不寛容な雰囲気が強まっています。その結果，強固な（しかし安易な）セーフティーネットに固執します。

このように，微妙な微細な営為を放棄し，「全部広域抗菌薬」というわかりやすく，しかし安易な思考停止が続くのであれば，アメリカの感染症界は思考停止に陥り，早晩没落していくとぼくは思います。いや，すでに没落しかかっています。

　ぼくら感染症医もかつては「アメリカの教科書にはこう書いてある」とアメリカのやり方を模倣さえしていれば「正しい」時代がありました。しかし，アメリカが正しい言説をするという保証はもはやありません。アメリカがやっているのだから正しいというのも一種の思考停止です。もちろん，アメリカがやっていることなんか真似するもんかという夜郎自大な国粋主義も同じ構造の合わせ鏡みたいなもので，別な形での思考停止です。アメリカの「どの」部分が日本でアプライでき，「どの」部分がアプライすべきでないのかを，取捨選択する時代がやってきたのです。ここでも総合的に，徹底的に各論的に議論します。「アメリカ賛成」「アメリカ反対」といった党派性，タコ壺的思考方法はよくありません。

　そんなわけで，ぼくらは「アメリカの教科書にはこう書いてある。しかし，それはそれとしておれたちはこうする」といった判断を時に必要とするようになりまし

た。しかし，「おれたちはこうする」の「こう」にも根拠が必要です。

　日本の場合，まだ臨床研究のレベルが質量ともにアメリカに比べると低いのが現状です。だから，「日本ではこうすればよい」，「こうするべきだ」という学的根拠が乏しいのです（それは，ぼくらの努力不足のせいです）。したがって，アメリカのデータを全面的に借用できなくなった現在，日本発のデータ（いわゆるエビデンス）を，作らなければいけません。それも，タコ壺的に日本人にしか通用しないものではなく，世界の人にも可視化され，そして理解できる形で開示していく必要があります。

　これまで，日本の臨床研究は言語的には日本語で書かれ，そのロジックも日本人にしか通用しない手前勝手なものが多かったです。今後はそうではなく，外国人にも読んでもらい，かつそのロジックが他者の目にも理解できる（賛成しなくても構いませんが）ものになっていくべきです。そういう開示的な環境で，診療の質を上げていくよりほかありません。そうして，他者に開示したデータを基盤に，アメリカ人とも，ドイツ人とも，オランダ人とも，中国人とも議論を重ね，さらに質の高い感染症診療を模索していくのです。そういう世界の中では，アメリカ盲信模倣型でもなく，アメリカアレルギー拒絶型でもない，ワン・オブ・

ゼムとしてのアメリカとのより成熟したお付き合いができるようになると思います。

お金とアメリカ

以下の話は敬愛する福岡伸一先生の『できそこないの男たち』（光文社新書，2008年）から得たものです。本書は女に比べて男が本質的に欠損している生き物であること，（旧約聖書にあるように）男から女が生じるのではなく，逆に女から男が生じた（発生）したこと，男が女を（あるいはセックスを）求めるのは「加速度」を求めていることなど，重要で斬新な指摘をたくさんしている好著ですが，ここではもうちょっと下世話な「金の話」を引用します。

ベルナルド・ナダル＝ジナールは心臓研究の権威として，アルバート・アインシュタイン大学助教授からハーバード大学医学部教授に栄転しました。多額のグラント（研究費）を獲得して多くの優秀なスタッフを抱え，論文を量産しました。妻もまたハーバードの心臓研究者で独自の研究室を持つというエリート夫婦でした。1993年11月のボスト

ン・グローブは夫妻が大きなビルを購入し，そこに収集した数々の貴重な現代アートが飾られることを報道したといいます。ところが，内部告発からナダル＝ジナールが不正な経理操作を行っていたことが判明し，彼は有罪の判決を受けます。ハーバードのポジションを失い，妻とも離婚し，結局，ナダル＝ジナールはアメリカを去らねばならないはめになりました。

　優秀なハーバードの教授が研究計画書を書くことで，たくさんの研究費（グラント）がそこに流れ込みます。アメリカでは自身やポスドク（大学院卒業後のペイペイの研究者）のサラリーもこの研究費から捻出されます。ナダル＝ジナールはハワード・ヒューズ医学財団から高額の研究費を入手しており，そのうち年間22万8,110ドルを自身のサラリーに充てていたそうです。しかも，ナダル＝ジナールはハーバード大学関連のボストン小児病院の心臓病科長でした。彼はボストン小児心臓基金という非営利団体を設立し，このリッチな病院を訪れる患者・家族からたくさんの寄付金を得ていました。その額は年間およそ800万ドルだったといいます。非営利団体に対する寄付金なら心臓疾患の研究や治療費を払えない難病患者にお金が回されると思いきやさにあらん。実はこの基金は医師たちのサラリーになっ

ていました。そういう寄付金の使い方は合法なのだそうで，ナダル＝ジナールもこの基金から（さっきの22万8,110ドルに加え），22万9,294ドルを得ていました。結局，ナダル＝ジナールは基金の運用の手続きを法律に則った形で行わなかったという理由で内部告発されたのです。

　で，ぼくは，このナダル＝ジナールという極めて優秀ではあるがやや強欲に過ぎた心臓研究者「個人」の行為そのものを，云々するわけではありません。
　どの世界にも（日本も含め）強欲が過ぎてルールを破ってしまう人はいます。それはアメリカ特有の現象ではありません。アメリカ特有の現象でもないことを，「アメリカの事例」として取り上げるのは，いささかフェアではないでしょう。

　むしろ，次の点が極めてアメリカ的だと思いました。つまり，ハーバード大学という世界で最もプレステージの高い大学の正式な教授がこれだけお金を集めてものすごいサラリーを得ることが合法であり，公式に認められているという事実です。
　たまたまナダル＝ジナールは手続きを誤って違法という判断をされましたが，彼がもっと慎重に合法的に事務手続

きを踏んでいたら研究費からたくさんのサラリーを得，そしてボストン小児心臓基金といういかにもチャリティーチックな名前の基金からも莫大なサラリーを「公正なかたちで」獲得できたはずなのです。

　アメリカは金儲けに寛容な社会です。お金を稼ぐという行為そのものにぼくたち日本人はなんとなく疚しい感情を覚えますが，そういう「疚しさ」の感覚はアメリカでは，あってもはるかに希薄です。もっとも，バブル以降は日本においても，そういう感情に麻酔がかかり，あまり気にしない人は増えてきましたが。アメリカのサブプライムローンも，ギリギリの生活をしている貧しい人が何千万円もの融資を容易に受けることができるという「借金してもお金を使え」的アメリカの価値観が生んだものでした。

　通常，日本では寄付金をもらう団体は清貧の立場にいるべきだと考えます。非営利団体の理事が寄付金でがっぽり儲けて，なんて通念的に許されそうにありません。もちろん，そういうけしからん団体も日本にはあると思いますが，通常は後ろめたいのでこっそりやります。建て前としてそれが公の場で正当化されることはありません。しかし，アメリカでは個人や団体が寄付を受けていても，莫大な収益

を得ることは珍しいことではないのです。例えば，ヘルツリンガーはアメリカの「非営利」病院が実は多額の寄付金を獲得して，巨額の利益を受けていることを指摘しています。それが患者の医療費負担増加に寄与していると彼女は述べます。そして，利益を上げた非営利病院は政治献金を送り，ロビー活動によって自分たちに利のある政治を誘導しようとしているというのです（『米国医療崩壊の構図』一灯舎，2008年，74頁）。

　以前，あるメーリングリストで「アメリカ人は結局，金だよ」という意味のコメントをした日本人医師がいました。すると，「そんなことはない。われわれは金のことばかり考えているわけではない」とあるアメリカ人医師が強く反発したことがありました。
　彼の反発はもちろん理解できます。しかし，このコメントは一面の真実（例示）をついているともぼくは思います。

　もちろん，多くのアメリカ人医師は自分たちが「金のことばかり考えている」とは考えないでしょう。というか，金のことばかり考えている人なんて世の中にはそんなにたくさんいません。あくまでも程度問題ですが，たいていはほかのこともいろいろ考えるものでしょう。それに本当に

「金のことばかり」考えている人にはあまりお金が集まってこないような気がします。本当にお金のことばかり考えている人って，お金に困って困って，お金のことしか考えられなくなる人ですから（ぼくもお金がなかったとき，お金のことしか考えられなくなった体験からそう思います）。

　ただ，そうはいっても，アメリカ人は一般的に金銭というものに対する観念が強いとは思います。医師の評価基準が「お金」であるのが象徴的です。金銭だけを根拠にして徹底的に入院期間を短くしようとする努力もその象徴です。後述するように，アメリカも日本も，相対的には「金中心」＝市場原理主義が強い国という点では似た者同士ですが，あえてここで別化性能（折口信夫が言う，AとBを「別物」と認識させる能力，後述）を働かせるのであれば，ぼくは日本人のほうが金銭に対する観念はやや弱いような気がします。

　金のことばかり考えているアメリカ人医師は少なくても，「金のことなんてまったく顧慮しない」アメリカ人は多くありません。お金を稼ぐアメリカ人医師はお金を稼ぐノウハウを熱っぽく語り，そうでない人は「あの人はあのくらい稼いで」と熱っぽく語ります。金の話はみっともないからよしましょうよ，ということにはなりにくいのです。

これも程度問題ですけどね。それに，アメリカ人にとって「お金持ち」は軽蔑の対象ではありません。やっかみの対象にはなりますが。

　一方，日本人の社会構造もアメリカほどではないにしても，金儲け中心主義，効率中心主義からなかなか脱却できません。

　そうでない価値を大事にする国もあります。例えば，オランダでは労使協定で「収入を自ら下げても」労働時間を短くし，自由時間を増やすことでワーク・ライフ・バランスを取るような提案が採用されています。こういう「お金以外の価値観を中心にした」考え方というのはなかなか日本では普及しません。企業は収益をあえて落としてまで労働者の労働時間を減らす選択肢は取りづらいですし（そうでない理由，売れないから減産，という消極的な理由は別ですよ），日本のサラリーマンの多くも「君には期待しているよ。頑張って仕事をしてくれ」と言われて「いえ，うちには小さい子供がいるので奥さんの手伝いをするために今日は定刻どおり帰宅します」とは言いづらい。病院でもこのような生き方はなかなか認められない。「自分の生き方」は他人も踏襲すべきだ，という価値の同調圧力が強い

のですね。

　でも，アメリカも日本も不況が続いています。右肩上がりのさらなる高度成長が復活する可能性はそんなに高くありません。そろそろ異なる価値観が生まれてもよさそうなものです。
　もちろん，金は中立的なもので，それそのものが悪なのではありません。金儲け中心主義もぼくは必ずしも否定はしません。儲けたい人はどんどん儲ければよろしい。

　しかし，そうでない価値観を持つ人も尊重してほしい。過度な同調圧力で皆を同じ価値観の世界に閉じ込めるのではなく。他者の視線に同調を強要されず，自らの価値観に基づいて生きていけるような社会が「成熟した社会」なのだと思います。競争社会もよいけれど，みんな競争社会にいなければならない，強い同調圧力の下で同じ価値観の下で生きなければならないのは窮屈な社会です。

　そういう意味では，日本はずっと窮屈な時代だったのかもしれません。貴族社会，武家社会，軍国主義で，戦後は高度経済成長＝右肩上がり＝モーレツ社員という感じ。いろいろパターンは変わってきましたが，ずっと強い同調圧力

で社会は同じ価値観の共有を個人に強いてきました。アメリカも,ずっと長い間「金儲け中心主義」です。金とその結果出てくる効率を中心とした社会で,医療もそのスキームの中でシステムを構築してきました。アメリカはイメージとして多元主義で個性を活かす社会だと考えられがちです。確かにそういう側面もあるのですが,実際には「お金」という共通の価値観において社会が回っている部分も多く,その同調圧力は強いです（だから,金銭における弱者が生きにくい社会なのです）。このようなモノトナスな同調圧力という意味でも,日本とアメリカはわりとよく似ています。

　まあ,同調圧力で言えば冷戦時代の東側諸国もやはり社会主義という同調圧力の強い窮屈な社会だったのでしょう。20世紀全体がもしかしたら,そういう時代だったのかもしれません。

　今の日本はよい話があまりありませんが,右肩上がりの経済成長が期待できず,未来は豊かな社会も期待できず,（後述するように）アメリカべったり追随社会も期待できません。逆説的ですが,今はチャンスなのかもしれません。アメリカも日本も,そろそろそういうイデオロギーから自由になった,成熟した社会を得るよいチャンスなのかもし

れないとぼくは感じています。

アメリカ医療とプロフェッショナリズム

最近，アメリカではプロフェッショナリズムという言葉が流行語です。しかし，その流行こそは，いかにアメリカ医療がプロフェッショナリズムと離れたところにいるかの証左なのです。

　アメリカの医師は製薬メーカーから多額の金銭的な支援を受けています。薬のサンプル，ボールペン，接待，講演会の開催費用，学会開催費用，教育プログラムの参加費や旅行費まで出してくれることもあります。アメリカの場合，そういうマーケティングに何百億ドルも使われていると元 New England Journal of Medicine（NEJM）編集長のマーシャ・エンジェルは指摘します。ここでも金の問題なのですね。
　事情は程度の差こそあれ，日本も同じです。製薬メーカーの支援がなければ医学研究や学術活動，講演会の主催もままなりません。

製薬会社がいかに医師に巧みにマーケティングを行っているかをエンジェルは『ビッグ・ファーマ―製薬会社の真実』（篠原出版新社，2005年）のなかで看破し，アメリカでは大きな話題になりました。彼女は，医師が薬のサンプルなどたくさんの金銭的物的支援を製薬会社から受けている倫理的な問題を指摘しています。

　しかしながら，そのNEJMも製薬会社からの広告収入によって成り立っている雑誌ですから，実はエンジェル女史も同じ穴のムジナです。日本でもアメリカの医学雑誌を定期購読する人は多いと思いますが，実はアメリカで郵送される医学雑誌と日本に届く医学雑誌では厚さが全然違います。NEJMもアメリカで読むととても分厚く，その半分くらいは広告です。日本の場合は広告が比較的少ないのでかなり薄くなります。内科医のトップジャーナルでも，製薬会社の金銭が大きな影響を及ぼしているのです。アメリカの医療界が，この影響から逃れるのはたいへん困難なのです。アメリカでも日本でも，製薬会社からの金銭は医療の世界のあらゆるところに普遍的に介在していて，どのお金がどのくらいわれわれのプラクティスに影響を与えているか，わからないほどです。

　その「利益相反」が問題であるということで，アメリ

カでは最近，プロフェッショナリズムに関して大々的な議論が重ねられてきました。その結果，アメリカ医師会（American Medical Association：AMA）やアメリカ内科学会（American College of Physicians：ACP）などがプロフェッショナリズムについてのガイドラインを作りました。また，医学校で製薬会社からボールペンをもらうのを禁じたり，MRの数を減らしたりもしています。

　しかしながら，本来プロフェッショナリズムというのは自分の医師としてのプロ意識に呼応して「誰に言われなくても」行うことができなければ意味がありません。ぼくの恩師のマイケル・レッシュは「プロフェッショナリズムとは，誰が見ていなくても自分の良心で行うものである」と言いましたが，すべてを網羅していないにしてもプロフェッショナリズムのよい一面を言い当てていると思います。ガイドラインを作って，他者の規定を他者のまなざしのもとで遵守する，このような主体性を放棄した態度はむしろプロフェッショナリズムに反しているような気がします。

　それに，ルールを作るということは，「こういう利益なら受けてもいい」「こういう利益なら受けてはダメ」という単なる線引きをしているだけで，本質的な利益相反の問題には深く突っ込んでいないことになります。「やっても

いい」とガイドラインに書いてあればやってもいいのか，という議論になるからです。結局，アメリカの議論は本質的なプロフェッショナリズムの議論というよりも，むしろみんながルールを作って遵守をするという「形」づくりに近いような気がします。もっとも，日本でも近年「アメリカの真似をして」利益相反やプロフェッショナリズムの議論が行われるようになりましたが，「アメリカの真似」だけに，やっていることの本質は同じです。

　近年は，情報開示が進んでおり，日本でもアメリカでも学会発表のときや論文執筆のときに自分の利益相反を公表する習慣が根付いてきました。「自分はどことどこから研究費をもらっている」と開示するわけです。
　もちろん，他者への情報開示は大切です。他人に知られては困る，というお金のもらい方をしてはならないわけで，金銭授受のプロセスは透明性を必要とします。
　しかし，プロフェッショナリズムという観点からいうと，それだけでは不十分だと思います。そこには，他者（外部監査機関）に怒られなければよい，という受動的な態度しかなく，本来主体的であるはずのプロフェッショナルな精神とは乖離しているからです。
　利益相反は完全に排除することができません。例えば，

製薬会社から1円ももらってはいかん、という意見もありますが、ではどこからお金をもらえば利益相反がなくなるのか、という問題は起きます。文科省や厚労省からお金をもらっても、それも一種の「利益相反」です。研究に原資が必要なければそれでもよいかもしれませんが、現実にはそうはいきません。では、どうしたらよいのでしょう。

そもそも勤務医は仕事をしてその労働の対価としてお給料をもらっている身ですから、そういう意味でも、完全に利益相反から逃れているわけではありません。雇い主や病院経営という利害に縛られているのですから。開業医はやはりその労働の対価として診療報酬を得て、自身の医院を経営しています。そこには必ず「金」が介在するのです。

金にまったく無関心で、それを切り離して患者に尽くす、というのが理念的には正しいプロフェッショナリズムのあり方です。しかし、多くの勤務医は経営者＝雇い主の経営に対する配慮や意見を完全に無視するのは難しいのではないでしょうか。開業医であれば自らの経営ですから、なおさらです。

つまり、究極的には利益相反とは、製薬会社との関係ではなく、「金」と医師との関係なのです。われわれが、医業をホビーではなく、生計の糧としている限り、厳密な意

味での利益相反をゼロにすることはできないのです。

　ですから，ここでは利益相反が「あるかないか」というデジタルな問題ではなく，「程度の問題」としてアナログに考えるのが現実的だとぼくは思います。
　病院は経営破綻してはいけませんから，利益を必要とします。開業医も生活しなければなりませんから，収益を必要とします。製薬会社も，医学雑誌の出版社も……以下同文。
　そこにお金が介在すること「そのもの」を否定しても，これは現実逃避なだけで，意味がありません。「どのくらい」のお金であれば妥当なお金なのか，を考えていく必要があるのです。
　亀田総合病院の亀田信介院長は，「病院は赤字になってはいけない。しかし，儲けすぎてもいけない」とおっしゃっていました。このような「程」を知る態度が，医療の世界では大切なのだと思います。利益は大きければ大きいほどよい，という市場原理主義はプロフェッショナルな医療の世界観とは真っ向から対立する概念なのですね。

　さて，利益相反を完全にゼロにはできない，という現実を前にして，プロである医師のぼくらはその現実から

逃げてはいけません。また,「そんなもんだよ」と無関心（complacent）になって肩をすくめるのもプロ的ではないと思います。

そこで, 必要なのが「ためらい」,「後ろめたさ」の自覚です。

利益相反があってはならないもの, という観念を捨て,「なければよいけど, そうもいかないよね」とためらいながら, やむなく甘受し, その後ろめたさを自覚するくらいのほうが, より誠実な態度ではないかとすらぼくは思います。ガイドラインやルールを使って, その範囲内だから自分は正しい, と主張するのではなく, 外的にどのようなルールがあるにしても, ガイドラインがあるにしても,「それはそれとして」俺は医療の知識や技術を駆使して患者や国に食わせてもらっている, という後ろめたい気持ちをキープしていること, それがプロフェッショナリズムの本質なのではないでしょうか。ぼくは仏教について詳しくないので間違った理解かもしれませんが, イメージとしては僧侶が行う托鉢のような感じです。

ぼくは, 医師は誠実でなければならないと思います。患者にも, そして自分にも。だから, 聖職たる医療の世界で

自分の技能を駆使して患者を治療し，それによって給料をもらって生活している自分自身に対する「疚しさ」を感じなければならないと思います。「おれはガイドラインに則ってるし，利益相反も公開しているから全然悪くないよ」というルールに則っているがゆえの自己防衛や自己正当化はプロフェッショナリズムにそぐわない。疚しさの元を排除しても，残ったモノを「ルールを守っているから」とちゃらにしていたら，それは本当の意味でのプロフェッショナリズムとは呼ばないと思うのです。このようなジレンマをかかえながら，そのジレンマから逃げないことが，構造的に利益相反を完全排除できない，ぼくたち医師に唯一残された，誠実さを担保する途なのではないでしょうか。

アメリカに行って臨床研修

最近の若者は内向きだとよく言われますが，ぼくはそうは思いません。

　昔から日本人は内向きでした。それが今も続いているだけの話です。そして，ごくわずかな例外，アウトライアーたちが海を渡って海外に飛び出していくのです。古くは南

方熊楠，野口英世，近年では小澤征爾，奥寺康彦，福岡伸一，イチロー，中田英寿などです。

　昔の医学留学といえば，基礎研究目的の留学がほとんどでした。臨床研修を受けるための留学をする人もいましたが，それはごくマイナーな存在でした。基礎研究目的のための海外留学は，たいていは医局の教授が持っているコネを利用して滑り込んだポジションでした。給料は医局持ち（か，無給）。日本人の研究者はまじめでよく働くから，相手にとってもありがたい存在です。数年経って医局に戻ったとき，かの医師には「なんとか大学留学」という「箔」がつきます。ウィン・ウィンの関係がここにできあがります。

　海外留学しても，医局を飛び出すわけでもなく，数年経てば帰国することも既定路線です。国立衛生研究所（National Institute of Health：NIH）など日本人の留学生が多いところでは日本人コミュニティーができますから，そこで日本人同士で日本人らしく生活できます。アメリカ人との交流はほとんどゼロということすら可能です。科学論文の執筆にはそれほどの英語力は要らず，定型的なやり方と限定されたボキャブラリーを駆使すれば，それは可能です。同僚や上司との会話も，専門知識を駆使した専門性

の高い議論であればなんとか可能です。で，談話室で趣味の話とかになると，とたんに英語が通じなくなるのです。

　だから，ぼくは英語力を上げるために「論文以外の英語」，「医学以外の英語」と取っ組み合うことをおすすめしています。自分の専門領域の論文なら語学力が不足していても「雰囲気」で読み取ることは可能だからです。全然専門外の小説などを読んだり，映画を観れば自分がいかに英語力がないかを思い知ることになります。

　さて，このような環境で多くの医師が海外，特にアメリカに留学しました。昔は医師は医学部を卒業すると医局に入るのが「当たり前」でしたし，医局に入ったら研究をして博士号を取得するのも「当たり前」でした。多くの医師の目標は「教授になること」で，そのためには出世コースに乗ることは大切でした。当然，医局の唯一のボスたる教授に覚えがめでたいほうが出世は早いわけで，そういう意味でも海外留学は医局の利害と合致しています（医局員の業績は医局の業績でもあるからです。自分も共著者になれば論文も稼げますし）。

　数年前，ある日本の大学の医学部教授が，とあるシンポジウムで「私が医者になったとき，目標は教授になること

だった。今，その夢をかなえた自分がいろいろ伝授するのでみなさんも夢をかなえるために頑張ってくれ」という意味の発言をしていて心底びっくりしました。白状すると，そんなことみんなの前で言う「品位のなさ」にちょっとうんざりもしました。ぼくの考えでは，あるポジションにつくことは「手段」であっても「目的」ではあり得なかったからです。まあ，出世するとよいこともあるし，それを喜ぶ気持ちはわからないではないけど。でも，そういうのを堂々と自慢にしたり第一義的な目的にするのは，どうかなあ，と思いました。少なくとも，公の前で口にすることではないと思います。これも丸山眞男のいう，「である」ことが「する」ことを凌駕する一例ですね。

そういえば，日本では大学，役所，会社ではポジションとか人事の話ばかりしている人が多いですね。ああいう世界観は，ぼくにはよく理解できない。後で述べるように，子供のころからぼくは周りとうまく価値観を合わせるのが苦手だったのですが，こういうときに「ずれ」が生じているのでしょう。

ま，それはさておき。

このような医局という，丸山眞男的に言えば「タコ壺」のような小さな縦割り組織に所属し，強い同調圧力に縛ら

れて同じような価値観で生きていて，その流れで海外に留学し（帰国するという既定路線の中で），英語も上達せず，ひたすら研究と日本人コミュニティーの中にいる人たちが量産されたかつての日本の医学界を「内向き」と呼ばずして何と呼びましょうか。

　もちろん，昔からそういう「ひも付き」でない留学をした人たちもいます。南方熊楠がその好例です。しかし，彼らは例外中の例外的な存在であり，南方熊楠はどう控えめに言っても日本人の平均像ではありません。また，基礎医学の領域でアメリカに独立して渡り，英語もペラペラで長くアメリカに住み，そして研究を続けた方は「アメリカ的価値観」を共有した日本人なのでした。例えば，2010年にノーベル化学賞を受賞した根岸英一さん（パデュー大学教授）などはそういう印象を受けました。
　彼らはおそらく，「日本人らしくない」，「バタ臭い」といわれ，日本の医局などでは煙たがられた存在だったのではないでしょうか（あくまで想像ですが）。

　今の若者，今の医学生は，言われるほど内向きではありません。その証拠にかつて，「入らなければ，一生後悔する」とぼくが脅かされた医局に入る人はどんどん減ってい

ます。

　念のため申し上げておきますが，ぼくは医局に入ることも，大学病院で研修を受けることも，そのコネで海外留学することも（ぼくはコネはぜんっぜん否定しません。岩波書店がコネで入社させているといって騒いだニュースがありましたが，「別にいいじゃん」としか思いませんでした），博士号を取ることも，教授になることを目指すことも，それはそれでよいと思います。でも，「そういう価値観しかない」という同調圧力の中で生きるのは，しんどくてつらいなあと思います。また，そうではない価値観も選択肢もある中で，悩みながら生きている現在の医学生や研修医たちを，少なくともぼくやぼくの上の世代が「内向き」と断じるのはおかしいと思います。

　そんな医学生や研修医の中には，（少数ではありますが）アメリカで臨床研修したいという人がいます。そういう人たちに，ぼくがよく聞かれるのが，「アメリカで臨床研修してよかったですか？」という質問です。
「よかったよ」
とぼくは答えます。

　でも，そのようなぼくの言葉にどれだけの意味があるの

でしょう。

　ぼくは「アメリカで臨床研修しなかった自分」を知りません。歴史にifは禁物というのは間違っていて，歴史はifだらけです。もし，自分がそうしていなかった場合について想像力を強く働かせることはとても大切です。ぼくは主観的にはアメリカで臨床研修を受けてよかったと思っています。そのお陰で得られたものも少なくありません。でも，もしかしたら失ったものも多かったのかもしれません。ぼくは「アメリカで臨床研修しなかった場合の自分」という歴史のifを知りません。だから，「アメリカで臨床研修してよかったか」と問われれば，答えはイエスなのですが，本当は学生や研修医はこう聞きたいはずなのです。

　「アメリカで臨床研修したほうが，日本でそうするよりもよいのですか？」

　これには答えようがありません。「アメリカで臨床研修しなかった自分」という比較対象を持っていませんから。ただ，アメリカに留学してもしなくても，優れた医師はたくさんいますから，少なくとも，それが必須条件ではないことは申し上げることはできます。

まあ，こんな「歴史のif」なんて面倒くさいことを考えているから，ぼくは人生相談が苦手なのでしょう。

　ぼくより上の世代で，アメリカで臨床研修を受けた医師たちは，「日本の医療はだめだ」という反発力にはね出され，「アメリカの医療は素晴らしい」という引力にひかれてアメリカに渡った人たちでした。もちろん，学生運動の影響などで「ほかに選択肢がなかった」からアメリカに渡った人もいたでしょうが，少なくともぼくの周辺にはこのような「アメリカ万歳」型が多かったです。

　それは，ある程度無理ないことでした。
　当時の日本医学・医療のメインストリームである大学病院では，基礎研究に比べ，臨床医療は重視されていませんでした。基礎研究こそが医療のメインストリームであったのです。今でもそうですが，日本では臨床研究は大変遅れていました。そのいささか硬直的なヒエラルキーのトップに立つ教授はどのようにして選抜されるのかというと，基礎研究の業績がその大部分を占めたのです。臨床医学系の医局であっても教授の選抜基準は基本的に基礎研究の業績でした（今でも，だいたいはそうです）。当該人物の診療能力とか，教育能力，ましてやコミュニケーション能力や

組織管理能力，リーダーシップなどは考慮のアイテムにはなっていても二の次，三の次にされました。また，そのような診療能力や教育能力，コミュニケーション能力や組織管理能力，リーダーシップを正当に評価する術も持っていませんでした。

　繰り返しますが，基礎研究がいけないとか，基礎研究の業績なんて軽視してもかまわないと主張しているわけではありません。そのような単一のアイテムのみが，ほかのいろいろなアイテムの中で過度に特化していたことが，選択肢があまりにも少なかったのが問題なのだと申し上げているのです。

　医局のトップたる教授が基礎研究に優れた人でありやすく，その人間性や臨床能力は担保されてきませんでした。海外では教授＝組織のボスではなく，一組織に複数の教授がいるのは当たり前です。日本でも最近になってそういう部署も出てきましたね。でも，昔の医局制度では教授はトップ・リサーチャーであり，ファンド・レイザーであり，組織のマネジャーかつリーダーであり，かつ臨床上の師匠でした。それらすべてに秀でているスーパーマンみたいな人はもちろん希有な存在だったわけで（まれにはいたとは思

いますが),多くの教授は与えられた役割に見合った能力を持っていませんでした。このような環境で優れた臨床医が育ちにくい(育たないとは言いません)のは,もちろん当たり前のことです。

アメリカでは,研究トラックと臨床トラックは比較的分断されています。ここでも専門化,細分化の嗜好がでているのです。MD(医師資格)を持っている人の多くは博士号(PhD)を持っていません。これも程度問題ですが,研究者は研究に没頭し,臨床家は臨床に没頭しやすい環境です。よい意味でも悪い意味でも何でも屋さんが多く,何でも屋さんにならざるを得ない日本に比べ,臨床に特化し,それを得意とする医師がアメリカには多かったのです。その領域に特化すれば,質が高まるのは当然です。全体としては,1970年代,80年代のアメリカの診療レベルは日本のそれよりもずっと高かったのだとぼくは思います。

というわけで,70〜80年代にアメリカに臨床研修目的で渡った日本人医師たちには,強い日本医療に対するルサンチマンとアメリカに対する前のめりな憧れを胸にして渡米したのでした。相対的に日本よりも質の高い診療をしていたであろうアメリカの臨床現場は,彼らのニーズにも見

事に合致していたでしょう。

しかしながら，1990年代になって変化が生じてきます。後述するようにアメリカではHMO (health maintenance organization) という組織ができ，マネジドケアという第三者組織が医療のプラクティスを管理するシステムが作られます。前述のように，レーガン政権時代にはDRGが導入され，入院期間を短くすれば短くするほど診療報酬が高くなる仕組みができました。入院期間の短縮は，先に述べたように「時間をコミにして患者を診る」ことを阻害し，医師の質低下の原因になるというのがぼくの意見です。医療訴訟が増加したのもこのころで，医師たちはまっとうな医療を提供するだけでなく「訴えられないための医療」，いわゆるdefensive medicine（防御的医療）も行うようになってきました。また，これも前述のように感染症の領域では多剤耐性菌が増加してきたため，広域抗菌薬の乱用に歯止めがかからなくなってきました。80年代には多くの医師が自分で行っていたグラム染色も制度上の問題からほとんどの医師がグラム染色をしなくなってしまいました。広範な守備範囲を持つプライマリケアは人気がなくなり，プライマリケアを志望する医学生が減少しましたし，「総合的」であるべきプライマリケア医も党派性を

出して「タコ壺」的になったため，プライマリケアの本質から逸れていきました。

いろいろなファクターが相まって，アメリカの臨床の質は，かつてに比べて低下していったのです。

ぼくがアメリカに渡ったのは，そのようにアメリカ医師のクオリティーが下がってきた1998年のことでした。

そのころにも，「日本の医療はダメだ」というルサンチマンや「アメリカ医療万歳」という憧れを強く持った日本人医師は少なからずいました。しかし，そうでない価値観も芽生えていました。日本の臨床医療にもアメリカの臨床医療にもよいところと悪いところがあるよ。というか，たいていの国の医療にはよいところと悪いところがあるよ。すべての問題を廃して問題皆無の医療の世界など，世界どこを探しても存在しない，というクールな視点を持つ人が増えてきたのでした。

実際，このころから日本の医療の世界も変化を見せ始めてきました。初期臨床研修制度が始まり，卒後いきなり医局に入局する人は減り，博士号をとるために大学院に入ら

ない，という選択肢も珍しいものではなくなりました。大学病院ではなく，民間病院で研修する人も増えました。基礎研究の重要性は相対的に減じ，臨床医療の重要性が高まってきました（もちろん，このことがもたらした負の側面も無視してはならないと思いますが）。

1970～80年代に比べ，日米の格差はそれほど大きなものではなくなってきました。また，医学生，医師のほうも多様な価値観を受け入れるような多元主義的な考え方の萌芽が見られるようになりました。

医師の能力評価も多様になってきました。学位の有無だけで人を評価するような，マンガチックな価値観は減じたのです。

確かに，臨床判断や文献的知識，コミュニケーション能力などにおいてはアメリカ人医師は優れています。しかし，それらは医療におけるセグメントに過ぎません。

例えば，多くのアメリカ人医師は医療安全の観点から手技をしない傾向にあります。一方，日本の医師は手技が大好きで，かつ上手な人が多いです。もしアメリカ人医師が，日本では各種超音波，内視鏡，CTの読影，果ては死体解剖から動静脈グラフト造設術のような軽手術まで1人の内

科医が行っていると聞いたら目を丸くして,「なんだ,そのスーパードクターは!」と驚くことでしょう。こういう「何でもできる」日本人医師は決して珍しくはありません。また,何日も病院に泊まり込んで患者ケアを続けたり,非番の週末に急に呼び出されても主治医として病院に戻るという甲斐甲斐しい医師魂(=プロフェッショナリズム)もアメリカ人医師には見いだしにくいでしょう(これもアメリカにも例外がないわけではないですが)。もちろん,このような過度な病院と患者へのコミットメントはワーク・ライフ・バランスの破綻の遠因にもなりますから「両方取り」は難しいですし,すべての医師が病院に常態的に寝泊まりしているとすれば,人員配置や労働方法に本質的な問題があるとは思いますが,それでもその気高い精神が素晴らしいことには違いないのです。

そんなわけで,以前のようにシンプルに,「アメリカと日本,臨床医はどちらが優れているか」と簡単に二元論的に議論することは難しくなってきたのです。事態は二元論的な世界よりもずっとずっと複雑であり,われわれは誠実にその複雑さを受け止めなければいけません。

こうした流れの中,「アメリカでの臨床研修」の価値が

かつてに比べ，相対的に減じているとぼくは思います。
　インターネットの発達もこれに拍車をかけています。ぼくが医学生のとき，アメリカではどのようなことが起こっているのかまったくわかりませんでしたが，今では日本のどこにいてもネットを通じてアメリカや世界中で何が起きているか，情報を得ることができます。「向こうに行かねばわからないこと」は今でももちろんありますが，その質量はネット以前の時代に比べれば激減しました。

　では，もうアメリカへの臨床留学など意味がないのでしょうか。
　もちろん，アメリカ留学には意味があります。大きな意味があります。

　それはしかし，「劣った日本の医療の世界に住むものが，優れたアメリカの医療から学ぶ」という上下関係，もっと言えば隷属関係という意味でのそれではありません。異質なものとの邂逅，「他者との会話」そのものに大きな意義があるのです。
　学びとは，他者との対話のことです。一意的に同じ価値観を共有する者だけで固まっていても新しい価値は創出されません。他者との対話，それはソクラテスが行った学び

の方法であり，ヘーゲルの弁証法でもあると思います。自分と異なる価値や知識や技術との邂逅が，自分をさらに新しい自分に引き上げてくれるのです。

　だから，ぼくは留学先がアメリカである必要はないと思います。フランスでも，イギリスでも，ドイツでも構わない。感染制御の世界ではオランダなどの国から学ぶことがたくさんあると思います。ぼくはペルーやケニア，カンボジアなどいわゆる「途上国」にもいろいろ行きましたが，こういう国から学ぶこともとてもたくさんありました。上意下達の隷属的な留学（それは明治時代以来，いやそれ以前から長く続く留学の形でもありました）ではなく，あくまでも自己の価値観や考え方とは異なる「他者」との邂逅そのものが目的なのです。他者であれば，国内外どこでもよい。異性との邂逅，異世代との邂逅，これもまた他者との対話です。
　そういう中での，ワン・オブ・ゼムとしてのアメリカとの邂逅ならこれは大いに意味があることでしょう。どんどん留学されたらよいと思います。

　昔のような情念たっぷりの「日本憎し (misojapan, 味噌日本？)」や「アメリカ尊し」的なくっつき方は，多様

な価値観を受け入れ，くだらないイデオロギーにしがみつかない，より自由な生き方には邪魔になるだけでしょう。コミットメントからデタッチメントへ。よりアメリカからひいた形で，かといって決別することもなくクールに，リアルにアメリカと付き合っていくのがこれからの日本人のあり方だとぼくは思っています。

アメリカに留学したいと思っている医学生や研修医のみなさん。大いにやってください。クールに，リアルに，デタッチした形で。

政治とアメリカ，そして医療

日本人兵士は優秀だが，将校が無能である。そう指摘したのはノモンハン事件で日本軍と相対したロシアのゲオルギー・ジューコフでした。確かに，イメージとしては日本は末端が優秀でトップが無能というパターンが多いような気がします。アメリカはこれに対して，末端は大したことがなく，トップが優秀なイメージが強い。

しかし，トクヴィルはそう観察しませんでした。少なく

とも，政治家に関しては。

　合衆国に着くとすぐに，私は被治者の中にすぐれた人はいくらでもいるのに，為政者の側にはそれがどれほど少ないかに驚いたものである。今日，合衆国では，最上の人物が公職に呼び出されることは滅多にない。これは確かな事実であり，しかもデモクラシーがかつてのあらゆる限界を超えるにつれて一層そうなってきたと認めねばならない。アメリカの政治家の質が，この半世紀，著しく低下したことは明らかである。
（トクヴィル『アメリカのデモクラシー』第1巻＜下＞，岩波書店，2005年，53頁）

　民主主義の諸制度が人の心の中に羨望の念を著しく育てることに目を塞いではならない。その理由は，民主的諸制度が各人に他者と同等になる手段を提供するからというより，それらの手段がこれを利用する人の期待を絶えず裏切るためである。民主主義の諸制度は平等の情念を覚醒し，これに追従するが，決してこれを完全に満足させることはできない。この完全な平等は，民衆がそれを捉えたと思ったその瞬間にいつもその手から逃れ，パスカルが言うように永遠の遁走を繰り返す。認識しうるほどには手近く，味わうには遠すぎるだけに，一層貴重なこの幸福の追求に民衆は熱中する。彼らは

成功の望みによって駆り立てられるが、勝利が確かではないので苛立つ。興奮し、疲れ、そして憤る。こうしてなんらかの点で自分より上にある者はすべて自分の欲求の障害と思われ、上に立つのが当然と認めざるをえない人物でも、目の当たりに見れば嫌になる。

（同上、55頁）

 アメリカ的なデモクラシーが行き着く先をトクヴィルはよく観察し、予見していました。アメリカの民主主義では、政治家が飛び抜けて優秀である必要はありません。構造的に「無能でも」なんとかなるようなシステムになっています。リーダーが凡庸でも、そのまわりを「ベスト＆ブライテスト」な側近たちが固めていれば大丈夫、というのがアメリカの政治スタイルなのでした。

 そして、民衆はその政治に永遠に満足できません。アメリカの政治は基本的にニュートン力学のような「作用・反作用」の法則で揺れ動きます。それがリベラルである民主党と保守的な共和党との二大政党による揺れ動きとなります。リベラルなカーターの後は、反動でマッチョで保守的なレーガンとなり、ジョージ・W・ブッシュが好戦的で市場原理主義を前面に押し出すと、オバマのような（ある程

度）反戦的で社会保障を充実させるような政治家が現れます。それに不満が募ると今度は……というわけです。日本も長い間安定した自民党政権でしたが、近年はアメリカ化が激しくなっており、「民衆がそれを捉えたと思ったその瞬間にいつもその手から逃れ」るのです。この点でも、現在のアメリカと日本はとてもよく似ています（政治家が無能なところも）。

　パスカル、モンテーニュ、トクヴィルは「無知は知の始まりと終わりの両端にある」と考え、「人が固く信ずるのは深く考えずに決心するからである」とトクヴィルはアメリカ社会を観察しました。無知は簡単な確信を生み、中間的な懐疑を生まず、すぐ極論に走らせます。トクヴィルはそれを助長したのが平等な民主主義であり、新聞であったと言いました。彼が今生きていたら、これにネットやツイッター的ソーシャルメディアも助長要素として加えたかもしれません。日本でもアメリカでも、最近は二元論的な極論が跋扈し、そこに中庸を見ることがありません。タコ壺的な党派的な、そしてロビイスト的な綱の引っ張り合いがあるだけで、総合的な議論ができません。アメリカも日本もねじれ国会で苦悩していますが、その苦悩を生んだ張本人がそれぞれの国民であるということは忘れてはならないで

しょう。

　いずれにしても，アメリカでも日本でも政治は混迷し，医療政策は理性的に議論され，決定されることはありません。党派性という「タコ壺」に入った人たちが自分たちの利益を最大限にすべく，脚の引っ張り合い，英語ではこういうのをmuddle throughといいますが，その結果として妥協の産物としての医療政策が作り上げられていきます。こういう点でも，日本とアメリカはよく似ているなあ，と思うのです。

アメリカ医療成立の変遷

　そのアメリカの医療はどのように形成されていったのでしょうか。ここで簡単に振り返ってみようと思います。

　19世紀のアメリカでは医療は非常にシンプルな作りになっていました。あるのは，患者と医者だけ。診療費は両者の秘密協定によって決定され，それが公表されることは

ありませんでした。医療の業務は神聖なものとされ，患者の支払い能力などに応じて医師は診療報酬を得ていたのです。二者だけで成り立つ人間関係は，とても良好なものであったのかもしれません。1934年，アメリカ医師会（AMA）は「第三者機関は患者と医師の間に，医療に関する事項で立ち入るべきではない」と宣言しています。シンプルな医療保険制度もありましたが，基本的には病気の間の収入を保障するだけの制度でした。

1915年になると，アメリカでも皆保険制度を作ろうじゃないかという機運が高まりました。ヨーロッパの国々がそのような制度を整備し始めたからです。週に15～20セントという安価な保険料を支払うと，患者が死亡したときに50～100ドルが支払われるという保険で，これで医療費や葬式代に充てたのでした。

1917年に第一次世界大戦が始まり，皆保険制度整備の話は一時中断されます。AMAはこのとき，皆保険制度に強く反対します。州や連邦政府に自分たちのプラクティスを管理されることを嫌ったからでした。自由診療や混合診療を嫌う日本医師会とは全然方針が異なっているのが面白いですね。ただし，底にある意図は同じで，AMAは皆保

険制度によって自分たちの収入が下がってしまうのではと懸念したのでした。

　1929年に世界大恐慌が起き，医師や病院の収入・経営にも大きな影響がもたらされます。これが医療保険の導入を促しました。1937年までには26種類の医療保険に60万人以上が加入していたのです。1965年にはメディケア（高齢者を対象の中心とした公的医療保険）とメディケイド（低所得者を対象とした公的医療保険）が生まれます。

　公的医療保険に対するアメリカの，特にAMAの敵意は強烈なものであったといいます。それは「左翼」,「アカ」,「社会主義」的なコンセプトに対するイデオロギー的な敵意でした。

　第二次世界大戦の後，アメリカ連邦政府は病院建築や医学研究に多額の資金を提供するようになります。医療保険の保険料分を所得税対象から外すなど，政府は医療保険への加入を誘導するようになりました。各私的医療保険会社は長く医療費を抑制しようという動きをせず，ひたすら保険料を値上げすることで医療費の増大に対応しようとしました。医療費が増大しても医師や病院は困らないわけで，保険会社との一種の「共犯関係」があったことは否めませ

ん。メディケアやメディケイドも同じような構造で膨れ上がっていきました。

　連邦政府もアメリカの医療に大きく貢献してきました。1935年の社会保障法（Social Security Act）が象徴的です。これは連邦政府が福祉，母子保健，障害児ケア，公衆衛生へコミットする原則を示したものです。国立衛生研究所（NIH）にも多額の研究資金が連邦政府から支出されています。これは1930年に設立されました。ケネディー，ジョンソン政権時代には医学校や看護学校などへの支援，保健計画，医療政策，患者保護などにも支出が行われます。メディケア，メディケイド，その他の資金援助額はどんどん増していきます。リンドン・ジョンソン大統領は日本では（アメリカでも？）ケネディーの影に隠れ，あまりパッとしない印象を与えています。デイビッド・ハルバースタムの『ベスト＆ブライテスト』（サイマル出版会，1983年）でも彼は尊大で，ダメな大統領という書かれ方をしています（選挙なしで大統領になったというのもありますし）。が，医療の質改善には大きく貢献したようです（外交がぱっとしない反面，内政面では有能だったそうです）。しかし，その反面医療費が増大したのもこの大統領のときでした。

1973年，大統領は共和党のリチャード・ニクソンになっていました。ヘルス・メンテナンス・オーガニゼーション法が成立し，ヘルス・メンテナンス・オーガニゼーション（HMO）が正式に作られます。HMOはマネジドケアを統括する主体です。医療の提供と支出について責任を負う機関です。その基本は前払い制であり，ある疾患について規定の額が支払われるというものでした。医師と患者の二者関係だった医療に，大きな「他者の目」が介入するようになったのです。

　アメリカ医療費の高騰はHMOの台頭で抑えられると期待されました。HMOは1990年代になり医療費高騰が問題になるにつれて大きくなっていきます。ほとんどの医療保険はHMOが管理するようになり，彼らが医療の方法を厳しく管理するようになります。しかし，マネジドケアのもとでもアメリカの医療費は増加し続けました。マネジドケアでも医療の各プレイヤーたち，医師，病院，製薬会社，保険会社など……は自分たちの収益をどんどん上げようという「市場原理主義」に基づいて行動していたので，その総産物としての医療費は増える一方でした。それは他国を圧倒する形でそうだったのです（**図12**）。

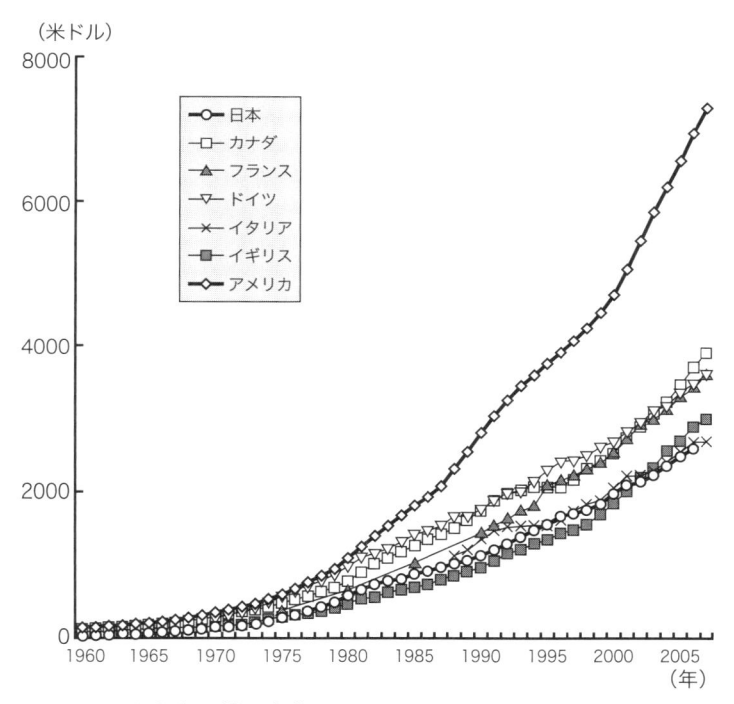

図12　1人あたり総医療費
(OECD Health Data 2009-Version：June 2009より引用)

　そんな中，メディケアとメディケイドという高齢者や低所得者などを対象にした公的保険はありましたが，アメリカには「国民皆保険」制度はなく，多くの無保険者がいることが問題になりました。1990年代にはクリントン政権で公的医療保険制度を作ろうとしましたが，各領域から強

い反対にあってあえなく頓挫しました。ここでも医療は公共財というよりも，市場原理主義に基づくビジネスの対象としてみなされたのです。

そんなアメリカの第44代大統領になったのが，バラク・オバマでした（2009年から）。彼はこれまでのどの大統領にもできなかったアメリカの国民皆保険制度の導入に取り組みました。

オバマの患者保護と支払い可能なケア法（PPACA）

オバマ大統領は，患者保護と支払い可能なケア法（Patient Protection and Affordable Care Act：PPACA）の成立を目指しました。これには，
・保険会社が基礎疾患を理由に保険加入を拒んだり途中で執行させたり，重症になったときの保険カバーのキャンセルを禁止する。
・雇用者に対する医療保険料の税的優遇措置
・メディケイドの適応拡大や，メディケイドに入れない65歳未満の低所得者に対して公的医療保険を拡大

さらに，
- 2014年までにすべての国民が健康保険を持つ（例外あり）
- メディケイド，小児健康保険の拡大
- メディケイドの患者を診るプライマリケア医の給料引き上げ
- 保険会社が健康状態や性別を理由に保険を断ったり保険料を引き上げることの禁止
- 医療保険を提供しない雇用者へのペナルティー

が含まれています。見込み予算1兆ドルのこの大改革は，成立すればアメリカ医療史上最大の成果となるでしょう。これまで強固に医療改革に反対していたAMAも今回は賛成に回り，PPACA成立に追い風が吹きました。

しかし，話はここで終わりませんでした。2010年1月，マサチューセッツ補欠選挙で民主党は敗北し，「反健康保険」のティーパーティー運動に後押しされた共和党のスコット・ブラウンが当選しました。この選挙の結果，民主党は上院での多数派の地位も失ってしまいました。しかも，上院下院ともPPACAは可決していたのですが，上院では「公的保険なしで」という条件がついていました。これを一本

化するためにオバマ政権は下院を説得し，折衷案として公的保険のないPPACAとしました。こうして「条件付きで」ようやく2010年3月，PPACAは成立しました。

　しかし，この法律の先行きは明るくありません。
　現在，原稿執筆時点で共和党の予備選挙が行われています。穏健派のミット・ロムニーが共和党候補になる見込みです。ロムニーは実は2007年のマサチューセッツ州の「州民皆保険制度」を作った立役者で，オバマ以前にオバマ的な政策を作った人でした（だから，穏健派と呼ばれるのですね）。当然，ラディカルなティーパーティーたちには好かれないのですが，彼が大統領候補になるとき，健康保険制度をどうするのかが「踏絵」として使われました。実際，ロムニー候補は「連邦と州とは違う」と述べ，自分が大統領になったらオバマによる改革法案は破棄すると宣言しています。この言質を担保に，私を大統領候補にしてほしいとアピールしているのです。もちろん，ロムニー以外の候補も同意見です。経済不況が長引き，支持率の低下しているオバマが次の大統領選に負けてしまえば，アメリカの医療改革はまたも頓挫してしまうでしょう。

　国民皆保険制度は，多くの先進国にとっては「常識」で

すが，アメリカではそうではありません。すでに述べたように，医療が公共財というよりも，サービスに対して支払ったお金の対価（つまりは市場原理主義に基づく商売）という価値観が強いからです。アメリカが2012年どのような選択をするのか，大いに注目されるのです。

アメリカの気持ち，日本の思い

アメリカは日本の同盟国で，かの国の気持ちを常に慮って行動すべし。これが日本の行動原理でした。アメリカ追随とよく呼ばれるものです。

アメリカも日本のことを一所懸命考えてくれているのでしょうか。そういう意見もあります。

> アメリカはなぜこれほどの精力と意欲をこめた特別の支援を日本に提供したのか。
> 一言で答えるならば，日本がアメリカの同盟相手だからである。
> （古森義久『アメリカはなぜ日本を助けるのか—体験的日米同盟考』産経新聞出版，2011年）

こんな意見。でも，よく考えてみると，これはトートロジーで答えになっていませんね。日本が同盟相手なのはよい。なぜ日本は特別な同盟相手なのでしょう。

　ジョージ・F・ケナンによると，ペリー来航以来，アメリカの日本に対する態度は，どちらかというと否定的なものでした。日本と不平等条約を結び，中国や朝鮮半島で日本が得ようとしていた権益（それが正当な要求であったかどうかはともかく）に干渉してきました。ケナンが「アメリカ人の日本に対する否定的で批判的な態度」と呼ぶものです。
　これが真珠湾攻撃の直接，間接的な原因になったかどうかはぼくにはコメントできません。でも，開国以来日本がアメリカに抱いていた心情は，おそらくはアメリカが日本に対して抱いていた「否定的で批判的」な心情に呼応するものではなかったかと想像します。人間の気持ちにはニュートン力学的な作用・反作用の法則があります。「否定的で批判的」な態度を取られると，こちらも否定的で批判的な対応で呼応します。そういうものなのです。日本人の多くもアメリカ人に否定的な態度を取り，太平洋戦争が始まると，その態度は「鬼畜米英」というタームで表面化するようになりました。

で，その太平洋戦争で日本はコテンパンにアメリカにやっつけられてしまいます。
　ケンカというのは程々にして双方，刀を収めて手落ちにするのが賢明なのですが，不幸なことにアメリカは日本をボコボコにしてしまいました。ケナンは「戦争行為は敵の軍隊に対してのみ行われるべきであって，無防備の一般市民に対してなされてはならないという従来の戦争のやり方の原則から，われわれはしだいに離れるに至った」と『アメリカ外交50年』(岩波現代文庫，2000年) に書いています。

　アメリカ軍は沖縄でたくさんの民間人を殺し，東京をはじめ日本各地で空襲によって殺し，広島と長崎で原子爆弾を落として大量殺戮に至ったという徹底的なボコリかたをしました。結果，アメリカは日本人に対する長く続くトラウマを心の奥底に刻んだのだとぼくは思います。
　アメリカは太平洋戦争以前に中国に肩入れし，日本に「否定的で批判的」だったのですが，ケナンが考えるに，これは「より後進的と思われる他の国民（つまり中国人）に対する慈悲深い後援者，慈善家または教師をもって自任することによって得られる喜びから生じて」いました（『アメリカ外交50年』237頁）。このアメリカ人の性質が中国人に肩入れさせ，日本人に「否定的で批判的」な態度を取らせたの

です。

> 　この自己満足の中に，私はアメリカ人が陥りやすいものであるように思われた国民的なナルシシズム―集団的自己讃美―を見ないわけにはいかなかった。
> （上掲書，同頁）

　戦後，「より後進的と思われる他の国民」は中国人から日本人にシフトします。マッカーサーが連合国軍最高司令官総司令部（GHQ）最高司令官として来日し，軍国主義国だった日本を民主国家にリフォームしようと尽くしました。このときから「否定的で批判的」なアメリカ人の態度は一変し，アメリカ人は日本人に対して好意的にふるまいました。それは「より後進的と思われる他の国民に対する慈悲深い後援者，慈善家または教師」としての態度だったのではないでしょうか。
　その結果，日米の間には隷属関係が生じました。日本はアメリカに物質的，精神的に隷属する国になりました。日本はアメリカのご機嫌を慮り，その意向を気にしながら尽くしてきました。アメリカも世界の覇権国家として，日本を忠実な下部として厚遇したのです。これが「同盟」のできるプロセスです。

幸か不幸か，現在アメリカの経済力は停滞し，その軍事力も政治力も低下しつつあります。すべての覇権国が歴史のなかで例外なくそうであったように，永遠に覇権国でいることはできません。

　アメリカはゆっくりと没落していくでしょう。経済的に，軍事的に，そして政治的に。世界覇権国としての地位も，いつかは失われるに違いありません。かつてマケドニアが，ローマが，モンゴルが，フランスが，スペインが，そして英国がそうであったように。

　アメリカの景気低迷を受けて，医療の世界も大きな影響を受けています。メディケア予算のカットが深刻に議論され，これが臨床研修予算のカットにつながる懸念については指摘しました。研究面も同様の懸念があり，2011年，国立衛生研究所（NIH）の予算は前年度に比べて16億ドルもカットされました。

　　（http://www.economist.com/blogs/democracyinamerica/2011/03/budget_cuts_nih）

　つまらない話ですが，ぼくは自分が行った研究を学会で発表しようとしてヨーロッパのESCMID（European Society of Clinical Microbiology and Infectious

Diseases）という学会に要旨を提出しましたが，採用されませんでした。ところが，同じ研究をアメリカ感染症学会（IDSA）のほうに提出したらあっさり採用されました。これはまあ，端的なささいな事例ですが，アメリカのレベルが最高にして最良とは限らなくなってきた一例です。まあ，最近はヨーロッパの状況も怪しくなってきましたが。

　10年前には感染症領域で「世界のスタンダード」といえば「アメリカのスタンダード」と同義でした。ぼくらはアメリカの教科書やマニュアルを丸写ししていれば「正しい」医療ができたのです。ところが，近年はぼくらの口調は変わってきています。「アメリカのガイドラインでは○○，ヨーロッパでは××，オーストラリアでは」とその「正しさ」の基準が多様化しているのです。アメリカだけが正しいという医療の世界は終わりを迎えようとしています。より多元主義的な医療の世界が今後はやってくるのでしょう。

　世界の盟主の地位からゆっくりと退場しようとしているアメリカですが，日本人の多くはそれでも精神的な隷属関係の気分をひきずったままです。財産を失って「旦那」でいられなくなった男が去ろうとしているのに，未練たらたらな二号さんみたいなものです。そろそろ新しい男を探すか，自分の脚で立ち上がらねばならないのですが。まわり

を見回しても新しい「男」になりそうなのはいそうにないので、やはり二本の脚で立つよりほかはありません。もちろん、こんなことを書くと「いやいや、われわれはまだまだアメリカと同盟関係にあり、かの国を大切にしなければならない」とおっしゃる方がいるに決まっているのですが、その口調そのものが「未練たらたら」の二号さんのような口調なのです。

アメリカの医学教育と標準化

　植民地時代のアメリカには医学校がなく、自宅でお母さんが薬草を煎じたりして治療していました。ヨーロッパで医学を学んだ人がわずかにアメリカに来ている程度だったのです。1756年にフィラデルフィア大学、後のペンシルベニア大学に初めて医学校が創設されました。19世紀には22の医学校ができたのでした。その後、カーネギー財団の委託を受けたエイブラハム・フレクスナーが各医学校を評価したのでした。1909年から155のアメリカ・カナダの医学校を調査したフレクスナーの報告書は大きな反響を呼びました。この調査に医学校は喜んで協力しまし

た。カーネギー財団からの莫大な寄付がくっついていると勘違いしたのです。

　結果は意外や意外。1910年に報告書は完成したのですが、これがコテンパンな批判で、アメリカの医学校の名誉は泥にまみれたのでした。フレクスナーは155も医学校なんて要らん。33でよい、とすら述べました。結局多くの医学校は廃校となり、その数は85になりました。フレクスナー・レポートが、現在のアメリカの医学教育の基盤を作ったのです。

　その後、アメリカの医学教育はだんだんと標準化され、体系化され、そして現在のような姿になりました。

　ご承知のように、アメリカの医学部は4年制でして、別の学部を卒業してから入学しますから、ぜんぶで8年間の大学生活ということになります。ただ、例外的なファストトラックもあり、ぼくの同期の研修医は6年間で卒業していました。

　日本でもアメリカのようなメディカル・スクール制を導入すべきだという意見があります。日本の医学生は18歳でまだ成熟していないから、医師になるレディネスができ

ていない，という指摘です。

　ぼくは，このような意見にはクビをかしげます。だって，そうでしょう。ただでさえ長い医学部の6年間という大学生活を8年間にすることで，どうやったら人間が成熟するというのでしょう。一般に大学生を長くやっていて人としての成熟度がより増していくというロジックは成り立つでしょうか。早く学校を出て実社会に出る人のほうがより成熟しやすいと思うのが普通ではないでしょうか。

　それでなくても大学というのは世間知らずで内向きな論理が跋扈しやすいところです。よくも悪くも，一般社会では通用しないような教員が，大学で研究しているという理由でその待遇を保証されているところです。そのエキセントリシティーは研究にとっては益するかもしれませんから，こういう人を排除しない大学の鷹揚さは大切だと思います。しかし，たとえ学問的には大学に長くいる利点はたくさんあったとしても，大学に長くいることで「社会人としての成熟」が得られる可能性はとても小さいと思います。

　ぼくの知っている国では，イギリスとかペルーは高校を卒業するとすぐに医学生になっていました。ぼくはマンチェスター大学医学部の聴講生をしていたことがありますが，

彼らは成熟度においてまったく問題はなかったですし，イギリスの医師が未成熟な集団だなんて聞いたことがありません。ペルーの場合，ぼくは1999年に大学病院で1カ月研修を受けました。ペルーの医学部は高卒後8年制で，最後の2年間は実質上日本で言う初期研修みたいなものでした。おおむね医学生は優秀で成熟しており，大きな問題を感じなかったものです。

 2009年に新型インフルエンザが流行したとき，アメリカではオセルタミビル（タミフル）をあまり処方せずに死亡者数が多く，日本ではタミフルをたくさん出して死者が少なかった。だから，日本がタミフルを出すのは正しい，という妙な三段論法が持ち出されたことがありました。
 しかし，タミフルをルーチンで出していなかったオランダ，フランス，ドイツなどでも死亡率は日本と大差なかったのです。アメリカだけを見て外国とか「欧米」とネーミングしてしまう誤謬は，近年ではやや減ってきたように思いますが，このようにときどき散見されます。

 同じように，アメリカでメディカル・スクール制をとっているから，日本でもというのはアメリカを常にデフォルトで考える「前のめりな」悪い癖です。ほかの国も見て，

相対的に評価しなければなりません。

　ここだけの話，ぼくの目にはアメリカの医師ってそんなに成熟しているようには見えませんでした。すぐにさぼったり，不平不満を言ったり，トラブルを起こす医師もいました。あるヨーロッパの国から来た医師は，アメリカ人は「子供っぽくて未熟だ」と評価していました。見る視点が変われば評価も変わるのです。

　確かに，日本の医学生が成熟度を欠いていた側面はあると思います。正直言って，ぼくが医学生のころは，「この人，医者になってもいいのかな」という人が少なからず学生に混じっていました。まあ，ぼくも人のことは言えませんが。受験戦争まっただ中でテストの成績が評価の基本基準であった時代，学力さえ高ければ人格や成熟度がまったく欠けていても医学部に入学できたのです。また，多くの高校も「偏差値が高い」という理由だけで明らかに適性のない高校生に医学部受験を勧めました。

　しかし現在，少子化が進み，かつてのような「戦争」的受験地獄はなくなりました。「よい大学」に入ることは相対的には困難ではないですし，またその価値も目減りしま

した。そもそも，よい大学に入ったとしてもその後の就職，人生の成功が約束されることはなく，もはや右肩上がりの人生観は日本では通用しないのです。よい大学に入り，大きな企業に入ればよいことが起きるという「右肩上がりの時代」の幻想を今でも親の世代は抱いており，そのため日本では学生が（親が）希望する会社に就職できず，中小企業やベンチャー企業は常に人不足という奇妙な捩れ状態が続いています。

初期研修で医局に残る医師が減少したこともあり，かつてほど「卒業大学」によって医師が差別されることも少なくなりました。初期研修制度のマッチングで明らかに人間的に問題のある医学生はふるいにかけられるようにもなりました。ぼくは，この十数年，日本の初期研修医たちは人間的により成熟し，コミュニケーションスキルに長け，医師としての適性も満たしている人が増えてきたように考えています。そうすると，この医師不足の現代日本において，あえて卒業年次を2年繰り下げてメディカル・スクール制度を導入するインセンティブはどこにあるのでしょう。

さて，アメリカでも世界でも，医学教育のしくみはどんどん標準化されていこうとしています。世界医

学教育連盟（World Federation for Medical Education：WFME）は2003年に医学教育機関の国際基準を公開しました。さらに，アメリカのECFMG（Educational Commission for Foreign Medical Graduates）は2023年以降，国外医科大学卒業生がアメリカの医師国家資格試験（United States Medical Licensing Examination：USMLE）を受験する際，アメリカあるいはWFMEの医科大学認証評価機構の認証を受けていないと受験資格を与えないことになっています。聞くところによると，現在の日本の医学部では基準を満たすところは少なく，将来的に日本の医学生はアメリカでの診療から締め出されてしまう可能性があるとのこと。

（吉岡俊正. 医学教育の国際標準. JIM 2012；22：24-6.）

なんだかなあ，というのがぼくの感想です。

アメリカはこれまで，自分の国の医療従事者数を充足させ，医師不足を解消する目的で外国人医師に門戸を開いてきました。International medical graduate（IMG）と呼ばれる外国人は，一定の試験を合格して資格を取ればアメリカで医師として臨床研修を受け，ビザなどの障壁を乗り越えればアメリカで医師として仕事をすることができたのです。

しかし，アメリカの「グローバル・スタンダード」な基準を満たさない医学校からはIMGを採用しない，という方針であれば，今後はアメリカ的な医学教育を受けた外国人のみがアメリカに行くことができることを意味しています。

　もったいないです。
　ぼくがアメリカで内科研修医をしていたとき，何といっても勉強になったのは多種多様な医師たちがそこにいたことでした。そこで，イギリス人医師がいかに身体診察が上手であるか，ドイツ人医師がいかに少ない検査で診断しようと努力するか。
　イランから来た研修医は，母国で医学書が入手しづらいからハリソンの海賊版を5回も通読し，内容もそのページ数もかなり暗記しているほどでした。そんなタフな勉強をしているアメリカ人医師がいったい何人いるでしょう（いわんや，日本人をや）。その優秀な研修医はある日，患者が急変して気管内挿管をしたのですが，「気管内挿管は麻酔科医の仕事だ」とその管を上級医に抜管され，そして麻酔科医が呼ばれて再挿管になりました。「アメリカ医療ってアタマおかしいんじゃない？」とぼくとこの研修医はグチをこぼしたものでした。

こうして，多様な価値観を持つ医師たちが集団を作っていたから，よくも悪くも極端に流れがちなアメリカ医療を相対視できたのです。

　そして，このような多彩なバックグラウンドを持った多彩な集団だから，議論は深まり，新しい価値は生まれていくのです。そもそも，アメリカというのは，こういう他者を受け入れることでドライブしてきた国ではなかったでしょうか。それがもし，アメリカ的なアメリカの価値にドップリつかった医師ばかりを外国から集めるようになったら，この「豊かさ」はなくなってしまいます。他者との対話がなくなり，同質的な人たちばかりが集まるようになります。そう，「タコ壺」の世界観です。

　アメリカは，自らを覇権国にしたその強固さの源泉を忘れてしまい，標準化（グローバル・スタンダード）という価値観に満たされて完全に思考停止に陥っています。このことは，アメリカ医学教育の没落につながるというのがぼくの意見ですが，さてどうなることやら。

アメリカと日本は似た者同士

　日本人はアメリカ人と比べられることにぞくぞくするような快感と，こそばいような苦いような感覚を覚えます。
（『悪魔の味方──米国医療の現場から』）

　カントは，あらゆる自然研究者は二つのグループに分類できると『純粋理性批判』の中で述べました。同質性の原理により関心をもつグループと，特殊化の方に傾くグループの二つです。折口信夫はこれを「類化性能」と「別化性能」という表現で分類しました。

　ぼくたちが国際比較をするとき，そして大好きな「日本人論」を展開するときは，定型的に別化性能を最大限に発動し，「特殊化に」傾きます。いわく，○○国はこうである，翻ってわが国では……という論法です。

　もちろん，AとBを同じと見なすか，異なるものと見なすかはあくまでも恣意的な営為であります。要するに，どっちとも取れるわけです。たいていの論争は類化性能と別化性能の恣意的な特性に気がつかず，そこに「正しい解」が

あると信じ込んで失敗するのです。フェミニストとアンチ・フェミニストは男と女の同質性と特殊性において対立し、捕鯨反対派と容認派は鯨が人と同質（あるいは類似）か異質な生物かにおいて対立し、人工中絶容認派（pro-choice）と反対派（pro-life）は受精卵と出生後の状態を同じと見なすか別物と見なすかにおいて対立します。どちらにも「正しさ」はなく、あくまでも恣意的な選択だけがそこにあるのですが。

　さて、アメリカも「アメリカはこんな国である、翻ってわが国では」的に語られやすいのですが、ここでは「アメリカも日本も似たようなもんじゃない」的に考えてみたいと思います。もちろん、これもぼくの恣意性がなす業ですので、その言説の「正しさ」を主張するものではありません。
　似ている、似ていないというのは主観的な指標であり、そこには客観性はありません。多い、少ない。大きい、小さいと言うときと同じです。テレビのニュースで「最近は凶悪犯罪が多いですね」とか簡単に言いますが、「多さ」は主観が決める指標なので、それを客観的な事実であるかのようにしゃべるのはどうかなあ、と思います。1万円は客観的な数字ですが、これを「多い」と思うかどうかは主観がなせる業「だけ」です。

アメリカと日本は似ているか，似ていないか。これは地球と月が遠いか，近いかに似ています。それは見ている視点によって異なります。地上から見ると月はずいぶん遠くに見えますが，銀河系の外から見れば，両者は同じところに見えるでしょう（いや，見えないか）。ヒトとショウジョウバエの遺伝子は共通点が多く（いけね，これも主観だ），そのためショウジョウバエは遺伝子の研究によく用いられます。あれとぼくらを「似ている」と取るかは，やはり主観のなせる業。

　さて，ぼくの意見は，アメリカと日本にはいろいろと異なる点はあるけれども，視点によれば結構似ているな，というものです。日本人には，アメリカ人が大好きな人と大嫌いな人がいて，その中間があまりないのですが，これはその類似性がなす好感と，同じ類似性がもたらす親近憎悪なのではないかと，ぼくは想像します。

　木田元は『反哲学入門』（新潮社，2007年）のなかで，「哲学は欧米人だけの思考法である」としています。日本人にはアナクシマンドロスやヘラクレイトスのソクラテス，プラトン以前の古代ギリシャにあった自然に親和性の強い哲学や，あるいは行き詰まりを見せていたキリスト教文化＝

ヨーロッパ文化に真っ向から戦いを挑んだニーチェ（とそれ以降）の哲学は理解しやすい。しかし，ソクラテス，プラトンからヘーゲルに至るまでの形而上学的，超自然的思考は日本人にはわかりにくい……こう木田さんは説明します。まあ，ぼくにとってはニーチェもハイデガーもレヴィナスも極めて高い頂なので，「はいそうですか」とは言いにくいですが。でも，木田さんの言わんとするところはなんとなくわかるような気がします。

　これは同時に，日本人にはキリスト教精神とかキリスト教文化が骨の髄まで染み入っていないこととも関係していると思います。もちろん，日本にもたくさんの教会がありますし，クリスチャンもいます。聖書やキリスト教の知識も流布しています。けれども，われわれの五臓六腑に染み入った形でのキリスト教はここにはない。そのキリスト教徒との対峙，葛藤こそがヨーロッパの哲学の「キモ」だとぼくは思いますから，日本人にはすんなり理解しにくいのも当然だと思います。本来は日常用語だった哲学用語が専門家によって難解にされたことも原因の一つでしょう。Morgenröte（朝焼け）という日常語は，燭光という非日常語にされてしまったのでした。
　同じことは「民主主義」，「社会主義」といったイデオロ

ギーについても言えるかもしれません。敗戦後，軍国主義からあっさり民主主義への宗旨替えを行った日本は，そのイデオロギーに至るまでの葛藤をあっさりスルーしたのでした。

　むしろちがったカルチュアの精神的作品を理解するときに，まずそれを徹底的に自己と異るものと措定してこれに対面するという心構えの稀薄さ，その意味でのもの分りのよさから生まれる安易な接合の「伝統」が，かえって何ものをも伝統化しないという点が大事なのである。特に明治以後ドンランな知的好奇心と頭の回転のす早さ——それは確かに世界第一級であり，日本の急速な「躍進」の一つの鍵でもあったが——で外国文化を吸収して来た「伝統」によって，現代の知識層には，少くも思想にかんする限り，「知られざるもの」への感覚がほとんどなくなったように見える。最初は好奇心を示しても，すぐ「あああれか」ということになってしまう。過敏症と不感症が逆説的に結合するのである。たとえば西欧やアメリカの知的世界で，今日でも民主主義の基本理念とか，民主主義の基礎づけとかほとんど何百年以来のテーマが繰りかえし「問わ」れ，真っ正面から論議されている状況は，戦後数年で「民主主義」が「もう分ってるよ」という雰囲気であしらわれる日本と，驚くべき対称をなしている。

（丸山眞男『日本の思想』岩波書店，1961年より）

　ところで，木田さんは「哲学は欧米人だけの思考法である」と書きました。しかし，ぼくは「欧」と「米」を区別したいです。もちろん，これも類化性能と別化性能，どちらをより強く発動させるかの恣意性の問題なので，木田さんが「間違っている」という主張ではありません。

　アメリカではもちろん日本と異なり，キリスト教文化が骨の髄まで染みついています。しかし，後述するようにそれはあっさりと葛藤なく取り入れられ，そしてあらゆる事象はキリスト教と対峙する形，キリスト教と葛藤する形では議論されてきませんでした。ヨーロッパではキリスト教は葛藤に次ぐ葛藤の末に今のキリスト教になったのです。しかし，アメリカではルター，カルヴァンのように既存のキリスト教に大改革をもたらしたり，ニーチェがキリスト教に真っ向から戦いを挑んだり，ということはなかったのです。日本ではキリスト教は普遍的でなく，アメリカでは普遍的ですが，それとの「葛藤」がない点では同じなのです。

　ところで，トクヴィルは興味深いことを言っています。

文明世界で，合衆国ほど人が哲学に関心をもたぬ国はないと思う。
　　（『アメリカのデモクラシー』第2巻，岩波文庫，2005年，17頁）

　びっくりですね。トクヴィルはフランス人の目からアメリカという国を観察した人で，「欧」と「米」を区別して考えました。いや，彼の目には「欧」という概念も大ざっぱすぎたことでしょう。イギリスとフランスとドイツは全然違うわけです。ぼくらにとって，タイとマレーシアと北朝鮮と中国と日本を全部ひっくるめて「アジア」とまとめられるのは違和感たっぷりなように。

　さて，ではなぜトクヴィルはアメリカには哲学がないと考えたのでしょうか。
　実は，その理由は日本と結構アナロジーがあるのです。
　まず，イデオロギーから言うとアメリカは最初から「民主主義」の国でした。トクヴィルのフランスが君主制からあれやこれやの長い長い紆余曲折を経てやっとこさ得たデモクラシー（というか，トクヴィルの時代＝19世紀前半にはまだフランスにはデモクラシーは確立していませんでしたし）に比べると，独立戦争だけで理念的国家を作り上げたアメリカのイデオロギーの確立はいかにも「あっさり」

していたように見えたことでしょう。もちろん，アメリカはその後も例えば奴隷制度をどうするかなど国内での葛藤はたくさんあったのですが，それは日本においてもあれやこれやの葛藤があったわけで，相対的には日本もアメリカもイデオロギーの確立は「葛藤の上に葛藤を重ねてやっとこさ」というよりは「あっさり」だったわけです。

　アメリカ人は彼らに固有の哲学流派をもたず，ヨーロッパで相争っているいかなる哲学流派にもまるで関心を示さない。それらの名前さえほとんど知らない。
　それにもかかわらず，合衆国のほとんどすべての住民が精神を同じように導き，同じ規則に従って頭を働かせていることはたやすく見てとれる。すなわち，彼らはその規則を定義する労こそとったことがないが，彼らすべてに共通のある哲学の方法を有するのである。
　（上掲書）

この文章なんか，「アメリカ人」を「日本人」に，「合衆国」を「日本」に変えても全然違和感がありません。両者は本当によく似ていますね。
　ここでトクヴィルが指摘しているのは，アメリカにおいて哲学的なコンセプトや手法が存在していない，というこ

とではありません。そうではなく,そこに「葛藤」,「紆余曲折」がないのです。

　アメリカはだからデカルトの教えを人が学ぶこと最も少なく,これに従うことはもっとも多い国の一つである。これは驚くにあたらない。
　アメリカ人がデカルトの作品を全然読まないのは,社会状態が彼らを思弁的研究から遠ざけるからであり,その教えに従うのは,同じ社会状態がこれを採用する方向に自然に彼らの精神を向かわせるからである。
　（上掲書）

これを言い換えると,「思考停止」だとぼくは思います。アメリカにも概念や主義,主張,判断はありますが,あまり「葛藤」がない（もちろん,相対的に）。うじうじ悩むことが少なく,「私はこれが正しいと考える」という判断を元手に行動するのです。この辺も,日本とよく似ています。トクヴィルは階級社会（ヨーロッパレベルの）の欠如がアメリカにこのような葛藤の欠如をもたらしたと分析します。

　このような社会に生きる人々が,属する階級の意見を自分

の信念とすることはましてありそうにない。なぜなら，そこには階級はないも同然であり，なお存在する階級も，構成要素の変動が激しいために，集団全体が成員に本当に力を及ぼそうとしてもできないからである。

　一人の人間の知性が他の人間の知性に働きかける作用について言えば，市民がほとんど同じになって誰もが親しく付き合うような国，言い難い偉大さや優越性を誰にも認めず，真理のもっとも明白で身近な源泉として絶えず自分自身の理性に立ち返る国にあっては，そのような作用は必然的に強く限定される。このとき，ある特定の人間への信頼が失われるだけでなく，およそ他人の言葉を信用しようという気がなくなる。

　誰もがだから固く自分の殻に閉じこもり，そこから世の中を判断しようとする。

　判断基準を自分の中にしか求めないというアメリカ人の習慣は彼らの精神をまた別の習慣に導く。

　彼らは実生活で出会う小さな困難をことごとく人の援（たす）けを借りずに解決しているので，そこから容易に，世界のすべては説明可能であり，知性の限界を超えるものは何もないと結論するようになる。

　こうして，彼らはとかく自分の理解し得ないものの存在を否定してしまう。不可思議なるものに滅多に信をおかず，超

自然的なものをほとんど頑として受け付けないのはこのためである。
（上掲書）

　日本人もアメリカ人も目に見えるもの，自然的なものには親和性が高いのですが，超自然的なもの（＝形而上学的なもの），自分の叡知を超えて理解しがたいものとの「葛藤」は苦手です。そういうところは「あっさり」と却下してしまうのです。

　葛藤とはほかの概念，すなわち「他者」との対話です。他者との対話，ディアレクティーク＝弁証法がヨーロッパの哲学の「キモ」だとぼくは思うのですが，日本人もアメリカ人も他者との対話がとても苦手です。だから，同意見の人たちと「つるむ」か，自分と考え方が合わない人間は徹底的に罵倒するかのどちらかの選択肢しか持ちません。
　アメリカ人はよくディベートのトレーニングを受けており，議論が上手，なんて言う人がいますが，これは大きな間違いです。
　ディベートは，ある立場＝党派性を持ち，その立場から論敵を打ち負かすテクニックです。しかも，たちが悪いことにアメリカではＡの立場においても，Ｂの立場において

も論敵を打ち負かす技術を子供のときから伝授されます。ＡとＢの役割をわざと入れ替えるのです。これは，両方の立場から議論する能力を涵養する，という建て前がついていますが，実際には「どのような意見を持っていてもテクニックの高い者が勝利を得ることができる」という信念にほかなりません。ＡとＢのどちらが本当に正しいのか，あるいはそれをアウフヘーベンしたＣという別のソリューションがどのように得られるのか，そんなことは関係ないのです。要するに，ディベートのテクニックとは「上手にスマートに相手を罵倒し，自分の正当性を認めさせる」テクニックに過ぎないのです。そのテクニックが「勝つか負けるか」という二元論の法曹界＝裁判＝アメリカ社会の一大特徴，において極めて有効に活用されるのは言うまでもありません。

　ましてや，そのようなテクニックすら伝授されずに「固く自分の殻に閉じこも」った日本人はさらに悲惨です。そこでは相手の空気を読んで自分を押さえ込むか，空気を読まずにでかい声を張り上げて恫喝まがいの自己主張をするか，あるいは逃げるか，そんな，何とも情けない選択肢しか残っていないからです。
　日本人が「辺境」にあって日本独自の行動原理を運用し，

これが「グローバリズム」とは親和性がよくないことは，みんな薄々気がついています。現在の議論はそれをよしとするか，ダメと考えるかの好みの問題です。一方，アメリカのほうも，「固く自分の殻に閉じこも」り，アメリカ独自の行動原理を運用し，これにグローバリズムという名前を付けて，他国に押し付けます。これに頭を垂れると同盟国となり，反抗すると戦争その他で叩かれます。両者は表現型こそ異なれ，その行動原理である哲学＝対話の欠如という点では恐ろしいほどそっくりなのです。

さて，アメリカにはキリスト教，特にプロテスタンティズムが普及しています。その禁欲主義的な性向が労働者の生産性向上をもたらしたと指摘したのはマックス・ウェーバーです。その労働者の余剰労働がもたらす価値を搾取する資本家と労働者の関係を看破したのがカール・マルクスでした。禁欲主義的なプロテスタンティズムと，現在のアメリカのような「金儲け主義」＝市場原理主義が同居するのは，ちょっと不思議なのですが，トクヴィルによると，

　アメリカでは，物質的幸福を求める情熱は常に排他的というわけではないが，一般的である。
　他方，私は，豪勢この上なく，放埓きわまる貴族階級の中

に時に見られる物質的幸福に対するあの見事なまでの軽蔑
を，合衆国の金持ちの間には決して見ることがなかった。
　（上掲書）

とありますから，アメリカでは昔から貧乏人も金持ちも，
物質的幸福を希求していたようです。さらに，

　アメリカでは，宗教がいわば進んで自己に限界を付し，宗
　教的秩序と政治的秩序がまったく明確に別れているので，古
　い信仰を揺るがすことなく，容易に古い法律を変更すること
　ができた。
　（上掲書）

そうですから，プロテスタンティズムと市場原理主義もプ
ラグマティックに同居してしまうのかもしれません。アメ
リカの個人主義と公共性という「二つの情熱」が矛盾なく
同居しているように。あるいは，哲学的な「対話」や「葛藤」
がないために（プロテスタントなのに，こんなに金儲けし
ていてよいんだろうか…みたいな），その辺はぼんやりと
スルーしてしまったのかもしれません。正直言って，この
同居はちょっと気持ち悪いです。あまり納得のいく説明を
聞いたことがありません。

アメリカ人は論理的で，その論理に矛盾がなく，いつもラショナルな判断をしているというイメージをお持ちの方もおいでかもしれませんが，本書で紹介したように，そういうわけではありません。むしろ，アメリカ人は対立する矛盾した概念を共有し，その間を行ったり来たりしています。そこには日本の専売特許と考えられがちな「本音と建て前」も存在します。アメリカ人は容易に禁欲の美徳を説きながら金儲けをし，フェアネスを大事にしながらアンフェアな要求をし，自由と平等を説きながら差別します（もちろん，われわれ日本人も，まったく同じような「本音と建て前」を持っています）。

　アメリカは市場原理主義，つまりは金儲け中心主義を取りました。この「金儲け中心主義」はアメリカのあらゆるところに適応されている強い理念です。もちろん，日本も現在はアメリカから直輸入した「金儲け中心主義」国で，両者はこの点においても，とてもよく似ています。

　1980年代，日本は巨大な貿易黒字を作り，エコノミック・アニマルと揶揄され，アメリカとは巨大な貿易摩擦が起きていました。日本の市場は外国には閉鎖的で国内の需要は国内生産物でおおよそ満たされ，アメリカの製品は日本市場に入りにくい状況にありました。ローラ・D・タイソン

によると，それは制度的にも市場構造的にもそうでした。日本の製造物認可制度はアメリカよりも厳しく，「リスクをできるだけ排除したい」方針でしたから，アメリカ製品はなかなか市場に入れなかったのです。また，逆に日本製品はアメリカにたくさん入ってきて，たくさん売れました。特にレーガン政権時代は税金を減らして内需拡大を意図的に行ったため，アメリカ人はどんどんモノを買ったわけです。アメリカの景気は良く，日本製品は飛ぶように売れました。

　しかし，いくら内需が拡大してもアメリカ製品は売れない。アメリカの産業界は怒りました。そこで，日本製品は不当に安すぎる，ダンピングであると文句を言いました。1988年には「包括通商・競争力強化法」，いわゆるスーパー301条を施行し，「不公正」と見なされる貿易取引に対して報復的な関税引き上げを実施できるようにしました。日本製の半導体やスーパーコンピュータが関税引き上げのターゲットにされました（もっとも，その安い半導体のお陰でアメリカのメーカー，さらには消費者は恩恵を受けていたわけで，半導体のほうは関税引き上げを見送られることになりました）。また，日本に外圧をかけて，アメリカの製品を日本市場に入れるよう政治的な介入を行いました。日

本のほうはモノがバンバン売れるものだから貿易黒字は拡大し，余ったお金で土地や株を買い漁るという事態になりました。いわゆる「バブル経済」です。

　さて，アメリカは内需拡大のために大幅な減税をしました。国内でモノがたくさん売れれば税収が増えるから，減税は問題ないと考えたのです。ところが，実際には内需が拡大してアメリカ人がたくさんモノを買っても税収は増えず，財政赤字は増える一方でした。貿易のほうはもちろん赤字ですから，「双子の赤字」になります。アメリカでは国家も国民も借金だらけでモノを買いまくるという「金儲け中心主義」丸出しの事態になりました。日本は日本で，国も国民もお金持ち（黒字）になり，やはりモノを買いまくるというこちらも「金儲け中心主義」です（ちなみに，現在の日本では増税に反対する国会議員が「税金を上げなければ内需拡大で税収は増える」とおっしゃることがありますが，あの好景気のアメリカですら起きなかったことが，不景気に苦しむ貯蓄体質の日本で起きると，どういう根拠でおっしゃるのでしょうか。選挙向けのリップサービスとしか思えません）。

　日本は日本で閉鎖的な市場とダンピング（と認定される安売り）を行いました。アメリカはアメリカで関税引き上

げのための法律を整備したり，外圧をかけたりしました。ダンピング（と認定された安売り）や外圧が正当なものであったのか，あるいは不当なものであったのか，ここではそれは議論はしません（すれば恣意性に引っ張られたケンカが起きるだけでしょう）。ただ，一つ言えることがあります。表現型こそ異なりますが，日米両国の行動原理はまったく同じ。テメエさえよければいいというミーイズムと「金儲け中心主義」です。ほんと，両国はよく似ています。

　1990年代に日本のバブルははじけ，経済は停滞しました。少し時代はずれましたが，アメリカでも2000年代後半にバブルがはじけ，やはり同じように経済は停滞しています。しかし，両国の行動原理である「金儲け中心主義」は依然として残っています。政治経済的議論の主題は常に「金」だけでした。例えば，アメリカでは2011年にウォール街などビジネス街の前にテントを張って抗議行動を行う若者たちが増えました。ぼくも学会で訪れたボストンのビジネス街でデモを行っているたくさんの若者とテントの群れを見てびっくりしました。

　しかし，これはアメリカが「金儲け中心主義」から離脱しようとしていることを意味しません。彼らが抗議しているのは「あいつらが金持ちなのにおれたちが金を持ってい

ないのはけしからん」というルサンチマンが生じさせた抗議だからです。「お金なんてもういいじゃない，ほかのことを考えよう」と思っていたら，「はいはい，ウォール街の人たちは今日もお金儲け大変ですね。頑張ってね」とスルーし，自分は別の価値観に基づいて行動するはずだからです。

　2005年にハリケーン・カトリーナがアメリカを襲ったとき，被害を受けたニューオリンズなどでは低所得者層の避難や救助が遅れ，貧富の格差が被害の格差となる悲惨な事態になりました。堤未果氏の『ルポ貧困大国アメリカ』によると，2007年になってもニューオリンズ市住民の半数以下しか帰還できず，60％は電気が使えない状況だったといいます。避難民に提供された連邦政府の土地は分譲，つまりは販売されたために富裕層しか購入できず，多くの低所得者層は泣きっ面に蜂で住むところを失いました。

　2011年3月11日に襲った東日本大震災とその後起きた原発事故では多くの人が被害に遭いましたが，低所得者層がとりわけ差別的な扱いを受けるということはありませんでした。仮設住宅の建築は遅い遅いと批判されましたが，諸外国の災害対策を考えると驚異的なスピードであったと

ぼくは考えています（早い遅いも相対的，かつ主観的な評価ですね）。また，原発事故は悲惨でしたが，「金儲け中心主義」＝効率中心主義が安全な生活と両立しない概念である可能性を，われわれに気付かせてくれました。効率を希求しすぎると，安全性はおろそかになっていくのは必然です。

　脱原発は簡単な道ではありません。火力発電所は材料＝原油調達の困難がありますし，安全性や二酸化炭素排出の問題を克服しなければなりません。というか，そもそも原油はいつかは（おそらくは何十年後かには）枯渇してなくなります。太陽光発電などのその他の発電手段も技術的，コスト的困難が多いのが現状です。技術的革新（イノベーション）が起きれば大丈夫だ，という意見も聞いたことがありますが，そもそもイノベーションは先が読めないからイノベーションなのであり，計画どおり予定どおり開発されるものはイノベーションとは呼べません。第一，そのイノベーションを期待して多額の投資をし，見事にポシャったのが核エネルギー分野（高速増殖炉「もんじゅ」や核燃料サイクル）ではないですか。多額のお金と政治力を費やした原子力分野で頓挫したイノベーションが，ほかのエネルギー分野なら起きるという確信はどこから得ればよいの

でしょう（もっとも内田樹先生は『日本の文脈』［角川書店，2012年］の中で，「脱石油が実現するのは意外に早いと思いますよ」とコメントされています。内田先生の思考射程の長さを考えると，そうなるかもしれませんね）。

　そんなわけで，ぼくらが原発の災厄をこれ以上受けないためには，「金儲け中心主義」から離脱し，効率だけを希求するのを止め，それ以外の選択肢を取る以外にはありません。それは，苦痛を伴う選択であり，ためらいを覚える選択です。結局のところ，現在の日本には（そして世界中のほとんどの国にも）オールハッピーで万能な選択肢などどこにも残っていないのです。だれが政権をとり，総理大臣になってもイマイチな感じがするのも，ある程度は致し方がなく，政権が変わって総理大臣が（また）変わっても，やはりその政権はオールハッピーな政策など出せないことでしょう。そのことに，オールハッピーでない，苦々しい，「金儲け中心主義」ではない選択肢を自ら進んで選び取る覚悟を，ぼくらは持つ必要があるのです。

医療の観点から，日本はTPPに参加すべきか

さて，これまでの議論を踏まえて，現在議論されているTPPに参加すべきかどうか，医療の観点から考えてみたいと思います。

結論から言うと，ぼくの今の段階での見解は「どっちでもいいんじゃないの」です。あくまで医療の観点から，です。

ぼくが「医療の観点」というのは「医療の立場」からでありません。党派性という「タコ壺」的な，立場に立った考え方では，こういう議論はうまくいかない可能性があります。総合的に，徹底的に「各論的に」考える必要があります。党派性は常に判断の目を曇らせます。ほとんど，例外なく。もちろん，ここでは農業その他の産業についてはノーコメントです。「それ」と「これ」とは話が違うからです。

では，なぜTPPの参加は「どっちでもいい」のか，その理路を以下にお示しします。

すでに振り返ったように，1980年代後半から貿易摩擦が日米間で生じ，アメリカは日本にあれやこれやの外圧をか

けてきました。例えば、モトローラ社はポケットベルや携帯電話の市場に入りにくいからと、政治圧力をかけてもらって日本の市場をこじ開けてもらいました。フィルムメーカーのコダック、自動車三大メーカーのGM、フォード、クライスラー……たくさんのアメリカ企業が外圧によって日本市場に参入しました。

　はい、お気付きの方も多いでしょう。外圧によって日本市場に入り込んだ企業はほとんど全滅状態です。
　モトローラ社はモバイル事業を業績不振で2008年に分社化しました。GM、クライスラーは経営破綻で連邦破産法を2009年申請（その後経営再建中）、フォード社も経営不振で提携していたマツダの株を2008年に大量売却、コダック社も2012年1月に連邦破産法を申請しました。
　ぼくらは街を歩いていても、モトローラのマークの入った携帯電話やGM、フォード、クライスラーの車を見ることがほとんどありません。外車といえば、ほとんどがヨーロッパの車です。たまにコルベットとかPTクルーザーを路上で見かけることはありますが、あれは個人が「買いたい」と思ったから購入したものです。決してガイアツの結果ではありません。

外圧によってごり押しの押し売りをしても，あまりうまくいかないのですね。商品＝コンテンツがわれわれにとって魅力がなければ，どんなにマーケットをこじ開けたって売れないのです。ことわざにあるように，馬を水辺に連れて行くことはできても，水を飲ませることはできないのです。

　もちろん，こういう事実を「アメリカざまあみろ」的な議論の根拠にすべきではありません。アメリカ製品はたくさん日本で売れています。アップル社のiPod, iPhone（アイフォーンってカタカナ名はどうも違和感ありますね），iPadなどは日本でも諸外国でもものすごい人気ですし，マクドナルドもコカ・コーラももうほとんどぼくらの生活に密着しており，あれがアメリカ産なのかどうかすら，気にもしていません。アメリカ製品だから，いけないのではないのです。

　一方，日本製品もかつてのように外国で売れなくなりました。アメリカだめじゃん，と他人の不幸を喜んでいる場合ではありません。

　2011年，日本は数十年ぶりに貿易赤字に転じました。もちろん震災の影響もありますが，それがなくても早晩貿易収支は赤字になっていたと考えられています。円高も原

因の一つですが，理由の一つに過ぎないと思います。ユーロが高かったときにもベンツや高級ワインは売れていましたから。外国に行くと家電も携帯電話も韓国とかヨーロッパの製品がほとんどです。漫画や任天堂のゲームのような「クール・ジャパン」があるじゃないか，という指摘もありますが，これもある程度の効果しかありません（村上隆氏の言うように，クール・ジャパンという概念はそもそも存在しないという指摘もあります）。2010年の日本の輸出総額が67兆円ほどです。13兆円くらいが自動車で，これが今の日本輸出産業の牽引車です。が，その自動車産業も東日本大震災やタイの水害の影響で大きな痛手を負いました。クール・ジャパン的に一番売れているのはゲームですが，これも1兆円に満たないのが現状です。その他のコンテンツ，音楽，映画，出版は輸出よりもむしろ輸入の方が大きく，貿易収支改善のツールにはなりそうにありません。アメリカが失敗したといっても，それを嗤う余裕は日本にはありません。まあ，現在そのような余裕は世界のほとんどの国にないのですけど。

　さて，アメリカの外圧は意外に失敗していることがわかりました。というか，長期的にはほとんどうまくいっていません。このことは何を教えてくれているか。基本的に

は，モノが売れるということは，為替や外圧や関税や，いろいろな要素が複雑に絡み合ったとしても，結局その「モノ」の，コンテンツの魅力が販売をドライブするのでしょう。音楽産業が斜陽で，CDが売れていないと言われますが，AKB48のCDだけはバカ売れしています（あくまで原稿執筆時点ですが）。秋元康がプロデュースしたコンテンツが魅力的だったからでしょう。出版産業もやはり不況ですが，岩崎夏海の『もし高校野球の女子マネージャーがドラッカーの「マネジメント」を読んだら』（ダイヤモンド社，2009年），略して『もしドラ』は何百万部を超える大ベストセラーになりました。やはりコンテンツがとても魅力的だったからでしょう（ぼくはAKBについてはまったく無知ですが，『もしドラ』は面白かったです）。

さあ，そこでTPPです。まあ，TPPがガイアツなのかどうかは微妙ですが，それはさておいて。

もしTPPの結果，医療市場がより開放的になり，アメリカの医療サービスや医療保険が参入したとしましょうか。あるいはアメリカなど，諸外国の医療者，医者やナースが輸入されてきたとしましょうか。それは，われわれに何をもたらすでしょうか。

日本医師会などはTPPにより日本から国民皆保険がなく

なるのではないか、と懸念しています〔2011年11月2日. TPP交渉参加にむけての見解. 日本医師会会長・原中勝征（当時），日本歯科医師会長・大久保満男，日本薬剤師会会長・児玉孝. http://www.nichiyaku.or.jp/action/wp-content/uploads/2011/11/tpp-kenkai.pdf〕。おそらくそんなことは起きないと思います。

　理由は簡単で，アメリカ以外の交渉参加国はすべて公的医療制度を有しており，そのような貴重な制度をアメリカに合わせて破壊することに同意するなど，極めて考えにくいからです。ペルー，ベトナム，シンガポール，チリ，ニュージーランド，ブルネイ，オーストラリア，カナダ，マレーシア，コロンビア，メキシコ，すべてそうです。もちろん，各国の経済状況はさまざまで，医療保険制度にもそれぞれ特徴があります。例えば，シンガポールでは自助努力を促す中央積立基金と医療口座，それに医療保険を組み合わせた形で医療サービスが提供されます。ペルーやチリでは公的保険と民間保険の二重制度で，前者のサービスはあまりよくないそうです。

　　（http://d.hatena.ne.jp/settu-jp/20111119/1321633020）

　公的医療保険を有しない国のほうが珍しいのです。
　アメリカはグローバル・スタンダードではありません。むしろ，アメリカこそが例外の異端児なのです。ぼくらは

すぐアメリカばかりに目を向けてしまう悪い癖がありますが，ほかの国ではどうなってるの？　という視点は常に持ち続けなければなりません。

　TPPに参加する国々が公的保険制度を放棄することなど，まずあり得ないと言ってよいでしょう。では，日本だけが例外になるという根拠はどこにあるのでしょうか。

　すでに述べたようにアメリカの医療保険サービスは高コスト体質にあり，その質もよくありません。高額で低品質なサービスが外圧（的なもの）によって日本に導入されたとして，それを購入するコンシューマーはどこにいるのでしょうか。ものすごいお金持ちは高いお金を払って，特殊な医療やサービスを享受されるかもしれませんが，多くの人は低コスト・（相対的に）高品質の日本の医療を受け続けると思います。かつてモトローラやコダックや三大自動車メーカーがたどった道と同じです。また，もし低コスト高品質のサービスをアメリカが開発し，提供した場合は，それはそれで国民にとっては結構な話で，どっちに転んでもユーザー目線的にはありがたいことではないでしょうか。質の低いプロダクツが質の高いプロダクツを締め出すことは，通常あり得ません。安価で（相対的に）高質な日本の医療制度が悪名高いアメリカの医療システムに駆逐さ

れることなど極めて考えにくいのです。

　TPPに反対する団体は，自産業を守ることを主な目的にしています。例えば，農家，JA，農水省は日本の農業保護のためにTPPに反対します。ユーザーである消費者のためではありません。もちろん，食料自給率を守るため，という建て前論は出せるでしょうが，そもそもカロリー・ベースの食料自給率にどのくらいの意味があるのかは問題です（この問題については浅川芳裕氏の『日本は世界5位の農業大国——大嘘だらけの食料自給率』講談社プラスアルファ新書，2010年に詳しいです）。ところが，医療の世界だけがユーザー＝患者のために，TPPに反対だと言っています。貿易摩擦の問題で，このようなロジックを持ち出す団体は極めて希有です。

　ちなみに，現実には日本も不景気で保険料滞納者が増えており，すでに国民「皆」保険は破綻しています。日本の医療制度は世界でも極めて優れているとは思いますが，（もちろん）無謬ではありません。
　混合診療（保険診療と保険外診療の併用。日本では禁止されている）についてはぼくは「やむなく」容認派です。必要な医療は公的医療保険の認可制度に組み込むべきだと

よく主張されますが，現実には今でもそうはなっていません。日本の医療保険は，構造的に，恒常的に標準的な医療から遅れているのです。最近は公知申請などで少しずつましになってきましたが。理念はわかりますが，保険適用を決定する厚生労働省や独立行政法人医薬品医療機器総合機構（Pharmaceuticals and Medical Devices Agency : PMDA）が理想的なパフォーマンスを示しておらず，また今後も示すであろう根拠に乏しいことから考えると，混合診療はきちんとした医療には必要不可欠なのです。ちなみに，よく言われる「混合診療になると必要な医療が自由診療化されて医療格差が生じる」という意見にぼくは賛成していません。そういう「陰謀論」は必ず出てくるのですが，それを信じる根拠には乏しいとぼくは考えています。ハリケーン・カトリーナと東日本大震災における「弱者」に対する対応の大きな違いを考えても，ぼくは日本人がそこまでアメリカンにはなれないと思います。また，なるべきではありません。確かに日本でも格差は問題になりますが，これはアメリカの強烈な格差とは比べものにならず，この点においては，両国には大きな隔たりがあります。

李啓充氏は慢性骨髄性白血病の治療薬イマチニブ（グリベック®）が日本で迅速に承認された事例をもって，日本

にはドラッグラグ（医薬品承認の遅れ）なんかないのだから混合診療にはすべきでないと主張します。承認が遅れたオキサリプラチン（エロキサチン®）のような薬は，「速やかな承認を得てこようとしてこなかった企業の怠慢」にあるとしています（『続アメリカ医療の光と影』医学書院，2009年，166頁）。

しかしながら，医薬品の承認プロセスは複雑です。企業の努力とパラレルに承認までの時間が短縮されるような単純なものではないとぼくは思います。そこには日本独特の安全ゼロリスク希求のコンセプトが絡みますし，承認に反対する政治的な動きもあります。承認のスピードアップは予期せぬ副作用（薬害と称される可能性のある有害事象）と裏腹な関係にあります。抗菌薬のテリスロマイシンやガチフロキサシンも承認までのスピードは比較的早かったのですが，早晩副作用が多発してマーケットから実質上撤退してしまいました。医薬品審査の担当者ともよく議論になりますが，医薬品の審査は「早ければよい」というものではないのです。

李氏がいみじくも指摘するように，日本では勃起障害に使うシルデナフィル（バイアグラ®）の承認がとても早く，その後に長く承認されてこなかった低容量ピルがバタバタと承認されました。日本ではピルを「性風俗を乱す」と性

倫理的な側面から反対している人が多かったのですが，バイアグラ®があっさり承認されて，その意見が正当化できなくなったのですね。もっとも，事情はアメリカでも同じでして，オーバー・ザ・カウンター（OTC）（処方せんなしで薬局で買える薬）の妊娠中絶薬（いわゆるプランB）の承認はアメリカでは「性風俗を乱す」という政治的な理由から長く反対されています。最近ではこの薬は食品医薬品管理局（Food and Drug Administration：FDA）が承認したのですが，保健社会福祉省（Health and Human Services：HHS）の横やりが入り，承認を取り消されてしまいました。「政治が科学を凌駕した」たのです。

〔Wood AJJ, et al. The politics of emergency contraception. N Engl J Med 2012 ; 366 : 101-2.〕

　このように，医薬品の承認審査はどこの国でも多分に政治的な臭いを持っており，サイエンスですんなり市場に入ってくるものではありません。李氏がいうように「企業の怠慢」にその原因を帰するのはいささかナイーヴな見解だとぼくは思います。もちろん，日本の場合はPMDA（医薬品医療機器総合機構）や厚労省のマンパワーや専門性の欠如がドラッグラグの遠因にもなっていると思います。しかし，国内での不活化ポリオワクチン開発を優先させ，海外から

の輸入を拒んできた（最近，ようやくゴーサインがでました）などの経緯を見ると，その政治性は今後もなくなることはないでしょう。その隙間を埋めるために，混合診療は（好むと好まざると）不可欠なのです。

　それに，混合診療が解禁されようと，保険診療にすべての最新の医薬品や医療技術が組み込まれようと，弱者が最良の選択肢を得られないことには変わりありません。日本はすでに，そのような事態に陥っています。

　確かに日本には国民皆保険制度（実際にはそうではないにしても）がありますし，医療費高騰にキャップ（上限）を作る高額療養費制度もあります。しかし，それでも基本3割負担の医療費は多くの人に負担を強いています。慢性骨髄性白血病の治療薬グリベック®は保険収載されています。しかし，100mg錠の薬価は2,749円（原稿執筆時点），慢性期の1日量は400mgですから，3割負担でも1日3,000円程度の自己負担になります。1カ月だと9万円程度，相当な負担額です。70歳未満の低所得者が高額療養費制度を活用しても，毎月3万円以上の薬代を払い，プラス検査やら受診料やらを支払わなければなりません。

　知人の腫瘍内科医に教えてもらったところ，現段階ではグリベック®は一度飲み出したら一生飲み続けなければな

らないそうです（これを中断できるか検討するスタディが進行中だそうです）。腫瘍内科医に，「日本のがん治療最大の要素は，お金だよ」と言われるゆえんです。

　全身性エリテマトーデスはまれな病気です。「難病」の指定を受け，公費助成対象になりますが，患者数の多い関節リウマチはそうではありません。近年開発されたTNF-α阻害薬は関節リウマチのファーストライン（第一）の治療になりましたが，高額なので3割負担でも薬代を捻出できず，関節・骨病変が進行しているのに「より効果が落ちる」薬に甘んじている患者もいます。ぼくが診ているエイズ患者は，免疫抑制が進行すると1，2級の身体障害者認定を受けますから負担は減りますが，免疫抑制があまり進んでいないときは，そのような階級は得られず，自己負担は増えます。近年，進行する前に治療することが望ましいとされるHIV感染なので，本当は早く治療を開始したいのですが，3割負担でも高額な抗HIV薬代を捻出できない患者は多いです。

　グリベック®をはじめとする分子標的薬，TNF-α阻害薬，抗HIV薬のような高額な薬はどんどん増えています。これからも増える一方でしょう。現在の日本の医療保険制度では患者を救うことができないのです。

審査承認を速める製薬会社のインセンティブはお金です。金銭的利益が見込まれる医薬品はマーケットに参入させたいですから，頑張ってデータをそろえ，PMDAに承認を迫ります。しかし，患者数も比較的少なく，臨床効果があっても「儲けにならない薬」は，今流行りの分子標的薬みたいな高額な薬でなければ，その承認には時間がかかります。高い薬が早く承認され，安い薬の承認に時間がかかるとしたら，保険診療に組み込まれようとそうでなかろうと，「お金」による序列化は起こります。まれな感染症の治療薬が「お金にならない」というのでなかなか承認されず，「古い薬」という理由で値段を無理やり下げられた抗菌薬はマーケットから撤退しています。このような問題はむしろ政治力を主導させて希少薬を優遇する制度を作らねばならないのです。

（児玉有子.「高額療養費制度見直し」の議論を振り返って：医療費負担に平等を求めてはいけないのでしょうか. MRIC vol. 390, 2012年2月3日）

　李氏とぼくは，「市場原理主義の医療はよくない」という点でまったく意見は同じですが，混合診療に対して評価が分かれるのは，その理念上の問題よりも運用上の問題に対する視点に起因しているように思います。

次に，TPPアメリカ陰謀論について。

陰謀論というのは，一般的にそこに陰謀を見いだしたい欲求が生じさせる産物です。暗い部屋の隅にオバケがいるんじゃないか，いるんじゃないか，と思っていると天井のシミがオバケに見えるようなものです。この欲求の難しいのは，そこに「悪意」が全然ないことです。あくまでも真摯に良心からドライブされた感情なので，否定するのが困難です。

しかも，このような強固な陰謀論は時に怖い副作用を生むことがあります。原理主義的な反原発論者は，「原発は危ない」，「危ない」と強固に主張し，その安全性や有効性を頭から否定します。この強い感情の正当性は皮肉なことに，「原発事故が起きること」によってのみ証明されます。「ほれみたことか」と原理主義的な反原発論者が溜飲を下げるのは原発事故が起きたときのみに可能なのです。しかも，このような一方的な反原発感情は，その反作用として絶対的な原発安全論者と彼らの情報の隠ぺいのもととなります（何を言ってもムダ，ですから）。こうして二元論的な対立がますます強くなります。同じように，外国人が日本に入ってくると犯罪が増えると強固に信じる人たちが正しいと証明されるのは，実際に外国人による犯罪が増え，「それみたことか」，以下同文です。これが社会全体にとっ

ては益することはないのは確実で，一種の「呪い」といえましょう。これもまた，党派性むき出しの，タコ壺的なものの見方がもたらす誤謬なのです。

　輸入医薬品や医療器具についてはすでに価格差が問題になっています。心臓カテーテルやペースメーカーの日本における価格は海外よりも高く，妙なジャパン・プレミアムがついています。こういった内外価格差が解消されるのであれば（TPPでそれがなされるかどうかは存じませんが），これもエンドユーザーたる患者にとっては朗報です。

　アメリカではTPP推進のためのロビー活動が起きています。「TPP推進のための米国企業連合」というのがあるのですが，そのメンバーにはファイザーやジョンソン・アンド・ジョンソンといった製薬会社もいます。これまで，日本の医薬品市場は閉鎖的で，必要な抗菌薬やワクチンが入手できていませんでした。これはあくまでも推測ですが，国内の製薬業界を保護するためだと思われます。TPPは国内製薬業界にはダメージでしょう。その製薬業界がお金を払っている各種団体にも間接的にはダメージかもしれません。しかし，少なくともこれらの事象は患者にとってのダメージとは言えないのではないでしょうか。

　　（三橋貴明．TPP「平成の開国」は嘘：得をするのはアメリカの富

裕層.集中2012年1月号）

次に，医療者です。もしTPPによって，医師や看護師のライセンスがクロスライセンス制になり，海外の医療者が日本に入ってきやすく，あるいは日本の医療者が海外に出やすくなるとすれば，これはとてもよいことだとぼくは思います。

　先日テレビを観ていたら，前日本医師会長の原中勝征氏がTPP反対派として発言していました（番組名は失念）。医療においてコミュニケーションは大切であり，日本語での十分なコミュニケーションは大事である。だから，日本語に難のある外国人が入ってきては困る，そんな趣旨でした。

　医療においてコミュニケーションは大事である，という意見には100％同意です。診断や治療がうまいだけでは医療者としては不十分だとぼくも思います。

　しかしここでは見方を変えてみましょう。例えば，日本には日本語をしゃべれない外国人も増えています。彼らも病気になり，病院に来ます。そういう人とのコミュニケーションはどうすればよいのでしょう。医師会長が言うようにコミュニケーションは大事です。外国語ができる外国か

らの医療者がいればとても患者さんは喜ぶと思いますよ。英語が苦手な日本人医療者は多いですし，英語以外の外国語，タイ語，中国語，スペイン語など…になるとかなり厳しいのではないでしょうか。

　ぼくがアメリカにいたときも，ランゲッジ・バンクというのがあって，ぼくは日本語しかしゃべれない日本人が救急センターに搬送されてきたとき，通訳をしたりして手伝いました。英語が苦手で不安一杯だった患者さんには感謝されたものです。

　もちろん，外国からの医療者は日本語も理解する必要があります。しかしそのときに，過度に高レベルな日本語力を要求するのは，よくないとぼくは思います。多少たどたどしくたっていいのです。テクニカルタームは英語でお互いなんとかなることが多いはずです。日本人でも読めないような皮膚科の疾患名なんて書いたり読んだりできなくても，現場はなんとか対応できるはず。それに，ここ数十年で外国人の日本語はとてもうまくなりました。昔は外国人は日本に住んでいても日本語しゃべれないのが「あたりまえ」だったのに。コンビニなんかに行っても普通に外国人が勤務しています。将来はもっと日本語が上手な外国人は増えるに違いありません。

今は視覚異常があっても医師免許は取れるようになりました。その医師は例えば脳外科のマイクロサージャリー（顕微鏡を使いながらの微細な手術）とかはできないかもしれません。でも、自分の能力を活かし、それに見合った医療は十分に行えるはずでしょう。歩行困難のある医師、難聴のある医師、吃音のある医師、いろいろハンディキャップをかかえた医師はいますが、そのハンディキャップに合わせ、それなりに無理のない形で適切な職場を選んでいます。子育てや介護が必要で当直できない医師もいれば、持病があって長時間勤務できない医師もます。みんなが頑健な肉体と精神を持ってバリバリと病院で働けるわけではありません。同様の発想がなぜ外国人に対して示せないのでしょうか。文化や言語も単なるハンディキャップの一つにすぎないと、どうして考えられないのでしょう。

　ぼくは多様な人材がその特質を生かして多様な形で仕事をするのが豊かな社会だと思っています。豊かでない社会には選択肢が少なく、ごく一部の欠落のない人たちだけがバリバリ頑張ることができ、そうでない人にはつらい社会です。そのような欠落は欠点ばかりとは言えません。欠落こそが病に苦しむ患者へのより深い理解の助けになることもあるでしょう。外国に住むのは大変です。文化的、言語

的,社会的な障壁を乗り越えたり,やり過ごしながら頑張らなければいけません。ハンディキャップに苦しみながら頑張る人を応援することこそ,医療者の本懐です。彼らの邪魔をするのはそういう医療の精神に反するとぼくは思います。

 「医療崩壊」というキーワードが象徴するように日本の医療者は足りません。充足が必要です。特に地方,僻地の医療者不足は深刻なのです。もし,それを外国人が充足してくれるというのは地域社会にとってはありがたいことなはずです。
 それに,どっちみちぼくらは,いずれ外国人医療者を受け入れる以外,選択肢はないのです。好むと好まざるとに関わらず,です。

 日本の人口はこれからどんどん減少し,しかも高齢者（ポテンシャルな患者）の割合は増える一方です。2100年（それはぼくらの子供の世代が高齢者になるくらいの短期的な未来です）には,日本の人口は4,000万人台と江戸時代と同じくらいになるといわれています。しかもその半数近くは65歳以上の高齢者です。そのとき,今ですら足りない医療者をどこから調達すればよいのでしょうか。日本の少

子化対策は全然うまくいっていませんし，うまくいっていると言われているフランスやスウェーデンでもカップルの出生率は2.0前後で，現状維持がやっとです。

　というわけで，ぼくらやぼくらの子供たちの世代が老人になって，そのときまっとうな医療や介護のサービスを受けたいのであれば，外国人参入は必然です。手塚治虫の火の鳥シリーズに出てくる介護ロボットみたいなのが開発されれば話は別なのかもしれませんが，イノベーションに過度な期待をしてはいけないというのは前述のとおりです。それにロボットに医療や介護を任せるのと，外国人に任せるのってどっちがいいですか？　皆さんは。

　さて，ぼくはTPPの導入は医療の観点からは「どちらでもいい」と申し上げました。混合診療やクロスライセンスなどの問題は各論的な問題で，TPPと「同義」ではないからです。それはそれ，これはこれとして徹底的に各論的に議論しなければなりません。ざっくり，大ざっぱな議論はたいていうまくいきません。常に総合的に，そして徹底的に各論的に議論すべきなのです。

アメリカ医療からのデタッチメントを

パットナムは『孤独なボウリング』(柏書房, 2006年) で, アメリカ社会で個人主義とともに同居し, トクヴィルが「二つの情熱」と呼んだ片割れである「公共性」=「市民社会」がアメリカにおいて強くなったり, 弱くなったりという循環を繰り返していることを指摘しました。ボウリングクラブやロータリークラブ, PTAといった社会参加, テレビの視聴など多くの要素が関与していますが, アメリカの中で, 「公共性」のコンセプトは上がったり下がったりして揺れ動いてきたのでした。

平川克美氏は『小商いのすすめ:「経済成長」から「縮小均衡」の時代へ』(ミシマ社, 2012年) のなかで, 日本における昭和30年代の公共社会, 小コミュニティーの復活と「金儲け中心主義」からの離脱を訴えています。

ぼくも「金儲け中心主義」からの離脱には賛成です。しかし, 映画『Always 三丁目の夕日』に代表されるノスタルジー, 「昔はよかった」「昔に帰ろう」という見解には賛

成しにくいところもあります。

　一般的に「昔はよかった」,「昔に帰れ」という意見にはバイアスがつきまとうので,その判断には注意が必要です。遠い目をして,「俺が若いときはなあ」と昔話をし出したとき,その話には意識的,無意識的に多くの脚色とフィクションが入っています。そこにはリコール・バイアス（思い出しのバイアス）が強く出てくるのです。

　ぼくは昭和30年代は知らないですが,昭和50年代の島根県は知っています。当時,ぼくは小学生でした。

　当時の日本の田舎は都会との格差が大きかったですから,ぼくの周辺は都会に比べ,かなりの遅れがありました。テレビも冷蔵庫も洗濯機もありましたが,当時のわが家にはクーラーはなく,熱帯夜にはとても寝苦しく,夏が大嫌いだったことをよく覚えています（だから,ぼくは電気はなくてもいい,とは思えない軟弱な人間です）。冬は冬で雪がよく積もり,毎日の雪かきが嫌で,これまた嫌いでした（軟弱モノですね）。

　東京でやっているテレビ番組の多くは島根ではやっておらず,雑誌の話題にはついていけませんでした。ぼくの家には下水道がなく,月1回の「肥やし汲み」もまた苦痛の種でした。友人なんかに見つかろうものなら,思春期にえ

えかっこしたい時期のぼくは，顔から火が出るほど恥ずかしい思いをしました。

　同級生はえげつないイジメをしょっちゅうしていましたし，身体障害者や発達障害の子にも心ない罵声を浴びせる子供は多かったです。ドストエフスキーの小説を読んだり，フーコーの記載を見ると，昔の社会は精神疾患を持っていた人に寛容であったような書き方をしていますが，ぼくの記憶では，彼らは今よりもずっとえげつない差別を受けていました。学校の先生は理不尽な理由で生徒をどなったり殴ったりしていました。少なくともぼくの中では，あの社会は喜びよりも苦痛が多く，あの時代のあのときの自分には帰りたいとは思いません（まあ，ぼくの当時の未熟さと直面するのがイヤってのもありますが）。

　それに，高度成長時代の日本は前述のように「同調圧力」の強い時代でした。時代の価値観に合致した人はうまく社会のレールに乗っていけましたが（そう，当時は「社会のレール」があったのです），乗れない人には厳しい社会でした。イデオロギーの強い，「何とか主義」を声高にしゃべる大人が多い窮屈な社会でした。小林秀雄の本や丸山眞男の本を読むと，彼らの知的レベルの高さに驚くのですが，

同時にどうして自説以外を述べる学者たちにああも大人げない非難ばかりしているのだろう，とも思いました。イデオロギー的な正しさに引きずられている人たちにとっては，その価値観・主義を共有できない人は軽蔑か罵倒の対象でしかないようでした。昭和は，ぼくにとっては悪いことばかりの時代ではないと思うと同時に，（同じ社会の価値観を必ずしも持っていなかった「変わり者の」）ぼくにとっては住みにくい社会でした。同じように，コミュニティーに同調できない主人公を多く描いた，そして自身もそうであったらしい村上春樹にとても共感するのは，そのせいかもしれません。

　だから，「昔に戻れ」は問題解決にはならないと思います。昔に戻るのではなく，もちろん現状維持でもない異なる方策が必要になります。

　さて，ぼくは小学2年生からサッカーにハマりだし，以来30年以上サッカーファンをやっています。今から考えてみると，このことがぼくの価値にもたらしたものは大きかったように思います。

　それは，アメリカの相対化です。

　サッカーの世界ではアメリカは全然大国ではありませ

ん。確かに，なでしこと死闘を演じた女子チームは強いですが，サッカーにおいて女子部門はずっとマイナーな存在でした（日本も，なでしこがワールドカップに優勝するまではそうでした）。アメリカではスポーツといえば，野球，バスケットボール，アメフト，アイスホッケーなどがメジャーでして，サッカーはマイナーな存在。せいぜいメキシコなどからの移民が好んで観戦する程度です。

で，サッカー大国というと1980年代はブラジル，西ドイツ，イタリア，アルゼンチン…こういった国々が強豪国でした。幼いぼくはこれらの国に憧れの思いを抱きました。当時は日本は今では信じられないくらいサッカーが弱く，ワールドカップはおろか，オリンピック出場もままならない状態でした（1968年のメキシコ五輪が最後の出場でした）。「日本人はそもそもサッカーに向いていない」など民族問題に転化する意見もわりと強く，また弱小の日本代表チームを見れば，そしてその日本がまったく勝てなかった韓国代表チームがワールドカップ本選で他国にコテンパンに負けるのを見ると（そういう時代でした），それも説得力のある意見でした。

というわけで，サッカー小僧だったぼくにとって，アメ

リカは別に憧れの対象でも恨みの対象でもありませんでした。島根の田舎に住むぼくにとってアメリカは接点のない国で，ぼくにとってはそれは存在しないも同じ存在だったのです。太平洋戦争はもちろん，第五福竜丸事件も，安保反対も，学生運動も，沖縄返還もリアルタイムで体験しなかった小学生は，素朴に素直に，ペレやジーコやマラドーナやプラティニに憧れたのでした。また，戦後の多くの日本人が体験した，強烈なアメリカへの憧れ……マリリン・モンローとか，ジェームズ・ディーンとか，オードリー・ヘップバーンとか，プレスリーとか……それに付随する大きな家，車，広い庭，腹いっぱい食べられるパンケーキなどとも無縁な生活を送っていました。もちろん，戦中のキチクベイエイともまったく無縁でした。

　また，サッカーの世界ではそのクオリティーは人種と関係なかったので，人種についてもぼくの中では相対化されていきます。何しろ，当時の歴代トッププレーヤーは黒人のペレでしたから。ぼくの中では黒人もヒスパニックもコーカサスもみな相対化されていきました。お小遣いを貯めて，安くて質の悪い韓国製のビデオデッキ（いまと違って韓国製品はそんな感じでした）を買い，VHSのテープに深夜録画放送されるワールドカップ中継を録画し，これをすり切

れるまで何度も何度も見直したのでした。今でも1982年とか1986年のワールドカップの試合についてはよく記憶しています。

この「前のめりな感覚」は飢餓感がもたらしたものでした。当時，日本ではサッカーは完全にマイナースポーツでした。日本で中継される試合は少なく，さらに島根では少なかったです。テレビ東京で「ダイヤモンドサッカー」という番組をやっていて，これは45分ハーフを30分にカットし，さらにそれを2週間かけて前後半放送するという今から考えるとかなり情けない構成だったのですが，これだけが世界への窓口だったのです。ぼくは夏休みに親戚の家に泊まりに行くとき，この「ダイヤモンドサッカー」を観るのが何よりの楽しみでした。そのくらいの飢餓感が，憧れの情を生んだのです。

その後，日本でもJリーグが始まり，サッカーはメジャーな競技になり，ついには日本はワールドカップに出場，女子は優勝してしまうという（当時を思い出すと）夢のような大進歩を遂げました。今ではサッカー中継はもちろんCMでカットされることなくたくさんの試合を観ることができますし，スカパー！などで各国リーグの試合を大量に

視聴することも可能です。

　ところが，こういう豊かな環境では，「前のめりに」のめり込んでサッカーを観ることはないのです。飢餓感がないからです。いつだって何だって観ることができるからです。もちろん，大人になって忙しくなり，少年の心を失ったというシンプルな要素もありますが。ぼくはここ数回のワールドカップの試合を録画で見直すことはなくなりました。試合の詳細も記憶していません。「前のめり」感，飢餓感の欠如がぼくの魂をサッカーから引きはがしたのです。

　よく，村上春樹の小説などを評価するとき，デタッチメントからコミットメントへなどと表現されることがあります*。そして，ぼくにとっては逆のことが起きたのです。コミットメントから，デタッチメントです。

---

*「デタッチメント（関わりのなさ）」から「コミットメント（関わり）」へ：村上春樹の早期の作品は極めて個人的なエピソードの羅列で，およそ社会問題などには無関心に見えます。しかし，オウム真理教（当時）が地下鉄サリン事件を起こし，これに関連したインタビューを行ったあたりから（『アンダーグラウンド』『約束された場所で』），村上春樹はどんどん社会問題を取り込んだ小説を執筆していきました。最新作の『1Q84』にもオウム真理教を想起させる宗教団体が登場します。2011年にカタルーニャ国際賞受賞式でのスピーチでは，効率を重視したがゆえに起きた福島第一原発の事故を批判しました。

さて，先に述べたように，高度成長時代の日本人の多くにとってアメリカは憧れの対象でした。大きな家と大きな車，背が高くて足が長い美男美女。日本国内でもヒーロー，ヒロインは多かったですが，その多くは野球選手＝長嶋茂雄というアメリカン・スポーツのモディフィケーションでしたし，脚の長い石原裕次郎は，いわば和製ハリウッド男優だったのだと思います。

　医師たちも同じでした。『裸のお医者さまたち―名医と迷医の見分け方』（桑間雄一郎，ビジネス社，2001年）や，『ハーバードの医師づくり―最高の医療はこうして生まれる』（田中まゆみ，医学書院，2002年）などアメリカ医療を紹介する本には理想的な医療を提供するハイレベルのアメリカ，翻って日本は……という息遣いが伝わってきます。英語の壁が厚い日本人医師にとって，アメリカにおける臨床研修や臨床業務は高い高いハードルでした。なかなか越え難い高い壁でした。その遠さが飢餓感を生み，憧れを生み，そして「前のめりに」なったのです。そのような体験的な感情が，案外大切なのです。

　幸い，おそらく「幸い」と呼ぶべきなのでしょう。ぼくはそのような「前のめりな」アメリカへの憧れから無縁な

ままで渡米してしまいました。お陰で，アメリカという国についても，医療についてもかなり相対的に見ることができたと思います。ぼくは沖縄県立中部病院という病院で（ある部分では）質の高い臨床研修を受けていたこともあり，「日本医療への絶望やルサンチマン」も「アメリカ医療に対する強固な憧れ」もありませんでした。その後，中国に渡り，1年間診療所暮らしをしたのも有益でした。ぼくはここでフランスやカナダ，南アフリカ，オーストラリア，中国，ドイツ，イギリスといったたくさんの国のプライマリケア医と一緒に仕事をし，日米という二元論からかなり自由になれたのです。その後，ぼくのキャリアは偶然とタイミングだけで浮遊し，現在は関西の大学に落ち着くことになりました。大学病院に勤務することは絶対にないと思っていたのに，将来のことは読めないものです。でも，どこにいるか，何「である」かは結局，全然関係ないのです。どこにいても，大切なのは何を「するか」だけなのです。どこにいるか，何「であるか」に無関心でいつづけられたことも，ぼくにとっては幸いでした。

本書で概観したように，日本にとって，アメリカは相対的に近い国になりました。いや，もともとそうだったのかもしれませんが，「月と地球」の見方が変わってき

たのかもしれません。遠くから，月と地球を眺めていると，ほかの星々も目に入るようになってきました。オランダ，イギリス，ペルー，ケニア，カンボジアといろいろな国が相対化され，多元的に考慮に入れられるようになります。こうすることで，ほかの国との距離は相対的に近くなってきました。

　ぼくらは飢餓感を失い，憧れは目減りし，そしてコミットメントからデタッチメントのフェーズにこようとしています。これは，「そうなるもの」だからしようがないのです。そして，偶然か必然か，時を同じくしてアメリカという国は世界の盟主から没落しようとしています。医療の世界も大きな岐路に来ています。

　では，ぼくたちはどうしたらよいのでしょう。
　それは，静かにデタッチした形でアメリカと付き合っていくことだとぼくは思います。

　アメリカの相対的な価値は減じていきますが，それは「相対的に他者との優劣を比較する」という世界観を捨てさえすれば痛くもかゆくもないことです。価値の増減がどうあれ，アメリカは，アメリカです。そこから得られる学びはまだ多く，そこから得られる反面教師的なエピソードも多

いでしょう。そこに強烈なアンチパシーやシンパシーを感じることなく，前のめりにならず，コミットせず，デタッチし，ワン・オブ・ゼムとして有効な概念やデータを抽出すればよいのです。

　アメリカ人は実験精神が旺盛で，その社会は巨大な実験場です。新しいことにどんどんトライしてくれる国です。そのことを僥倖と捉えるべきです。その中にはうまくいくこともあれば，うまくいかないこともあります（実験なのですから，当たり前です）。その成否を見て，やれアメリカはよいとかダメだとかいっても仕方がないのです。総論的にアメリカを見ていてはダメです。あくまでも見るべきは徹底的な各論だけです。「この」アメリカが有効で，「あの」アメリカが無効である。ただそれだけなのです。

　そして，ぼくらはほかの社会，ほかの世界観，ほかの価値観にも目を向けていきます。こうして多様な価値観を認め，尊重する多元主義という成熟が生まれていきます。

　多元主義的な世界観は，各論的に各事物をアプリシエイトし，「それそのもの」を見る眼差しです。ヘミングウェイと漱石，フィッツジェラルドとプルースト，「どちらが

優れているか」という命題に関心をもたず,ヘミングウェイも,フィッツジェラルドも,村上春樹も,ガルシア＝マルケスも,ピンチョンも,カズオ・イシグロも各個的に,各論的に楽しめばよいだけの話なのです。こうして日本が「アメリカに対峙した日本」というねばねばした愛憎関係を解消し,デタッチし,少し冷めた目でこの国と付き合うようになったとき,ぼくはそのときこそ,開国以来ずっと得ることができなかった日本の本当の「成熟」を獲得するのだろうと思います。

　そのような成熟を得れば,これまでは対立概念と思われていた二元論的な事象も,総合的に,徹底的に各論的に考えることによって,そうではない視点を得ることができます。

　例えば,東洋医学と西洋医学はかつては対立概念でして,西洋医学の輸入によっていったん東洋医学は歴史的に没落しました（その後復活しました）。

　しかし,よく考えてみれば,両者は対立概念とは限りません。

　目の前の現象に名前をあたえ,そこにシニフィアンとシニフィエの関係を構成し,そこに対応するという点においては,東洋医学も西洋医学もまったく同じです。「タコ壺」

的に東洋医学と西洋医学が別個に居するのではなく，総合的に考えれば，両者は容易に（妥協的にではなく）融和して，同じ原則のもとで理解可能なのです。

われわれが現象を観察し，恣意的にそれを分類し（それを疾病と呼ぼうが証と呼ぼうが，構いません），分類に合致した対応法を提供している限り，医療は有効な手段であり得ます。

ただし，その現象の観察の深度は大切です。熱があるといって熱冷ましやステロイドを出したり，尿が出ないといってフロセミド（ラシックス®）を出す……こうした皮相的な観察に基づく皮相的な対応が患者に益をもたらさないのは当然です。現象の分類は恣意的ですが，その現象観察の深度には優劣があり，そこを「ひとそれぞれ」と「なんでもあり」にしてはいけないのです。多元主義と「なんでもあり」はこのようにして区別します。ここでも総合的に，つまりは徹底的に各論的に深く考えることが大事です。

丸山眞男が『日本の思想』を出版してもう50年が経ちました。アメリカも日本も，専門家，細分化，タコ壺化の呪いをいまだに解けずにいます。しかし，この激動の時代，日本の経済的停滞の時代，アメリカの（おそらくは）経済的，

軍事的，政治的没落の時代（もし没落という言葉が嫌なら，「撤退」と言ってもよろしいでしょう），今こそぼくらが価値ある見方を得る大きなチャンスです。そして，その総合的な視点を透徹させていけば，アメリカで没落しつつあるプライマリケアは日本では熟した形で根付きます。それが，日本の医療に大きな幸いをもたらすはずなのです。

おわりに

アメリカについて，続編を書きたいと思いながら，何年も草稿をほったらかし，書き直しては削除し，繰り返し繰り返しこんなウジウジした作業を繰り返していました。一歩も前進しませんでしたが，ふとしたきっかけで，一気にアタマにドライブが入りました。丸山眞男の『日本の思想』を読んで，アメリカと日本に共通する「タコ壺」性，党派性に気がついたとき，ああそうだ，こういうことを書けばよいんだ，と腑に落ちたのです。そこから，先は簡単でした。書きためていたメモはほとんど捨ててしまい，一気に新しい文章にして書き上げました。メモの段階では，医療費のこととか，予防接種のこととか，学会のこととか，

おわりに

たくさんのことに触れていたのですが，そういう「情報量」に頼る本はすでにたくさんでています。そうではない，既存の「アメリカ医療」本には書かれていないコトバを，この本に盛り込むことを目指しました。うまくいっているとよいですが。

というわけで，本書には（意図的に）アメリカ医療に関して，書いていないことはたくさんあります。「お前はアメリカの○○について言及していない」と突っ込むのは勘弁してくださいね。まあ，でも突っ込まれるんでしょうね。

日本経済については，父，岩田正文にアドバイスをもらいました。

長くお待ちいただいた克誠堂出版の角田優子さん，どうもありがとうございました。

2012年2月　岩田健太郎

文　献

1) 岩田健太郎. 悪魔の味方：米国医療の現場から. 克誠堂出版, 2003年.
2) トクヴィル. 松本礼二, 訳. アメリカのデモクラシー. 岩波文庫, 2005年.
3) 内田　樹. トッドとトクヴィル. 内田樹の研究室. 2004年4月20日
http://blog.tatsuru.com/archives/000078.php
4) 丸山眞男. 日本の思想. 岩波新書, 1961年.
5) Cardiology Today. For cardiology fellows, drive to subspecialization is intense.
http://www.cardiologytoday.com/view.aspx?rID=40146
6) 児玉龍彦. 内部被曝の真実. 幻冬舎新書, 2011年.
7) Carbaugh EH, et al. Twenty-four years of follow-up for a Hanford plutonium wound case. Health Phys 2010 ; 99 : 483-94.
8) OECD iLibrary. Health at a glance 2009 : OECD Indicators.
http://www.oecd-ilibrary.org/sites/health_glance-2009-en/03/03/index.html?contentType=&itemId=/content/chapter/health_glance-2009-25-en&containerItemId=/content/serial/19991312&accessItemIds=/content/book/health_glance-2009-en&mimeType=text/html
9) Iglehart JK. The uncertain future of medicare and graduate medical education. N Engl J Med 2011 ; 365 : 1340-5.
10) Medscape Today. Medscape physician compensation report : 2011 results.
http://www.medscape.com/features/slideshow/compensation/2011/
11) Bodenheimer T. Primary care will it survive? N Engl J Med 2006 ; 355 : 861-4.

12) Forrest CB. Primary care in the United States : primary care gatekeeping and referrals : effective filter or failed experiment? BMJ 2003 ; 326 : 692-5.
13) ロバート・D・パットナム. 柴内康文, 訳. 孤独なボウリング : 米国コミュニティの崩壊と再生. 柏書房, 2006年.
14) スティーブン・D・レヴィット, ほか. 望月衛, 訳. 超ヤバい経済学. 東洋経済新報社, 2009年.
15) 前田由美子. 医療関連データの国際比較 : OECD Health Data 2009より. 日医総研リサーチエッセイ No.55. 2009年12月11日.
http://www.jmari.med.or.jp/research/dl.php?no=422
16) ちきりん. 自分のアタマで考えよう. ダイヤモンド社, 2011年.
17) 堤　未果. ルポ 貧困大国アメリカ. 岩波新書, 2008年.
18) CDC. CDC Estimates of Foodborne Illness in the United States. CDC 2011 Estimates : Findings
http://www.cdc.gov/foodborneburden/2011-foodborne-estimates.html
19) Cromie WJ. System tracks gun deaths : details are being collected on murders, suicides in the U.S. Harvard University Gazette.
http://news.harvard.edu/gazette/2000/09.28/firearms.html
20) Suicide.org. Suicide Statistics.
http://www.suicide.org/suicide-statistics.html
21) 社会実情データ図録. 飲酒運転による交通事故死の国際比較.
http://www2.ttcn.ne.jp/honkawa/6834.html
22) 李　啓充. 連載・続アメリカ医療の光と影 第170回. 乳癌検診をめぐる大論争（3）.
http://www.igaku-shoin.co.jp/paperDetail.do?id=PA02871_05
23) 李　啓充. 連載・続アメリカ医療の光と影 第212回. 前立腺癌スクリーニングをめぐる論争.
http://www.igaku-shoin.co.jp/paperDetail.do?id=PA02958_04

24) American College of Emergency Physicians. Emergency department waiting times
   http://www.acep.org/content.aspx?id=25908
25) 福岡伸一. できそこないの男たち. 光文社新書, 2008年.
26) レジナ・E・ヘルツリンガー. 岡部陽二, ほか訳. 米国医療崩壊の構図：ジャック・モーガンを殺したのは誰か？ 一灯舎, 2008年.
27) マーシャ・エンジェル. 栗原千絵子, ほか訳. ビッグ・ファーマ：製薬会社の真実. 篠原出版新社, 2005年.
28) デイビッド・ハルバースタム. 浅野　輔, 訳. ベスト＆ブライテスト. サイマル出版会, 1983年.
29) 古森義久. アメリカはなぜ日本を助けるのか：体験的日米同盟考. 産経新聞出版, 2011年.
30) ジョージ・F・ケナン. 近藤晋一, ほか訳. アメリカ外交50年. 岩波現代文庫, 2000年.
31) Budget cuts at the NIH : department of nose-cutting, face-spiting Mar 9th 2011, 15:34 by M.S. The Economist.
   http://www.economist.com/blogs/democracyinamerica/2011/03/budget_cuts_nih
32) 吉岡俊正. 医学教育の国際標準. JIM 2012 ; 22 : 24-6.
33) 木田　元. 反哲学入門. 新潮社, 2007年.
34) 内田　樹, ほか. 日本の文脈. 角川書店, 2012年.
35) TPP参加国・交渉国の医療制度を調べてみる. 2011年11月9日
   http://d.hatena.ne.jp/settu-jp/20111119/1321633020
36) Wood AJJ, et al. The Politics of emergency contraception. N Engl J Med 2012 ; 366 : 101-2.
37) 児玉有子.「高額療養費制度見直し」の議論を振り返って：医療費負担に平等を求めてはいけないのでしょうか. MRIC vol.390. 2012年2月3日.
38) 三橋貴明. TPP「平成の開国」は嘘：得をするのはアメリカの富裕層. 集中 2012年1月号.

39）平川克美. 小商いのすすめ：「経済成長」から「縮小均衡」の時代へ. ミシマ社, 2012年.

その他参考文献

1）内田　樹. 街場のアメリカ論. NTT出版, 2005年.
2）冷泉彰彦.『from 911/USAレポート』JMM [Japan Mail Media]
3）Sultz HA, et al. Health Care USA : understanding its organization and delivery, 7th ed. Jones & Bartlett Publishers, 2010.
4）松田晋哉. DPC入門. 週刊医学界新聞. 医学書院, 2004年2603～2608号.
http://www.igaku-shoin.co.jp/nwsppr/n2004dir/n2603dir/n2603_03.htm
5）大江健三郎. 鎖国してはならない. 講談社, 2001年.
6）鷲田清一, ほか. おせっかい教育論. 140B, 2010年.
7）小俣和一郎. 検証・人体実験：731部隊・ナチ医学. 第三文明社, 2003年.
8）Fuchs VR. Government payment for health care--causes and consequences. N Engl J Med 2010 ; 363 : 2181-3.
9）ルイ・メナンド. 野口良平, ほか訳. メタフィジカル・クラブ：米国100年の精神史. みすず書房, 2011年.
10）内田　樹. 日本辺境論. 新潮新書, 2009年.
11）柄谷行人. 世界史の構造. 岩波書店, 2010年.
12）丸山真男. 後衛の位置から：「現代政治の思想と行動」追補. 未来社, 1982年.
13）ローラ・D・タイソン. 阿部　司, 訳. 誰が誰を叩いているのか. ダイヤモンド社, 1993年.
14）下村　治. 日本は悪くない：悪いのはアメリカだ. 文春文庫, 2009年.
15）吉岡　斉. 新版 原子力の社会史：その日本的展開. 朝日新聞出版,

2011年.
16) 井伊雅子, 編. アジアの医療保障制度. 東京大学出版会, 2009年.
17) 李　啓充. アメリカ医療の光と影：医療過誤からマネジドケアまで. 医学書院, 2000年.
18) 李　啓充. 市場原理が医療を滅ぼす：アメリカの失敗. 医学書院, 2004年.
19) ジョナサン・コーン. 鈴木研一, 訳. ルポ　アメリカの医療破綻. 東洋経済新聞社, 2011年.
（本書そのものもそうだが、付録の冷泉彰彦『解題「健保弱者」への対処は日米共通の課題』がとても勉強になった）
20) 細田満和子. パブリックヘルス　市民が変える医療社会：アメリカ医療改革の現場から. 明石書店, 2012年.
21) 桑間雄一郎. 裸のお医者さまたち：名医と迷医の見分け方. ビジネス社, 2001年.
22) 田中まゆみ. ハーバードの医師づくり：最高の医療はこうして生まれる. 医学書院, 2002年.
23) アキよしかわ. 日本人が知らない日本医療の真実. 幻冬舎, 2010年.

【著者略歴】
岩田健太郎（いわた けんたろう）

　1971年島根県生まれ。島根医科大学卒業。沖縄県立中部病院研修医，コロンビア大学セントルークス・ルーズベルト病院内科医研修医を経てアルバートアインシュタイン大学ベスイスラエル・メディカルセンター感染症フェローとなる。2003年より北京インターナショナルSOSクリニックに勤務。2004年に米国感染症専門医，ロンドン大学熱帯医学衛生学校感染症修士。2004年，亀田総合病院総合診療部感染症内科部長代理，2005年，同院総合診療科総合診療・感染症科部長。著書に「バイオテロと医師たち」（集英社，著者名・最上丈二）など。
　2008年より神戸大学大学院医学研究科微生物感染症学講座感染治療学分野　教授。
　PHPビジネスコーチ，米国内科学会フェロー（FACP），米国感染症学会フェロー（FIDSA）。

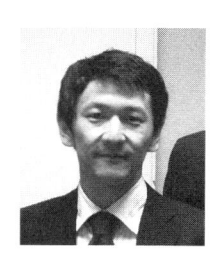

||真っ赤なニシン　　　　　　　　　　　　　　　　　　　　＜検印省略＞
―アメリカ医療からのデタッチメント―

2012年6月26日　第1版発行

定価（本体1,700円＋税）

著　者　岩田健太郎

発行者　今井　良

発行所　克誠堂出版株式会社
　　　　〒113-0033　東京都文京区本郷3-23-5-202
　　　　電話（03）3811-0995　振替 00180-0-196804
　　　　URL　http://www.kokuseido.co.jp/

印　刷　株式会社シナノ パブリッシングプレス

装　画　村上　綾

装本デザイン　田代睦三（blanc）

ISBN978-4-7719-0397-5 C3047 ¥1700E
Printed in Japan ©Kentaro Iwata 2012

・本書の複製権・翻訳権・上映権・譲渡権・公衆送信権（送信可能化権を含む）は克誠堂出版株式会社が保有します。
・JCOPY ＜(社)出版者著作権管理機構　委託出版物＞
　本書の無断複写は著作権法上での例外を除き禁じられています。複写される場合は，そのつど事前に(社)出版者著作権管理機構（電話 03-3513-6969, Fax 03-3513-6979, e-mail：info@jcopy.or.jp）の許諾を得てください。